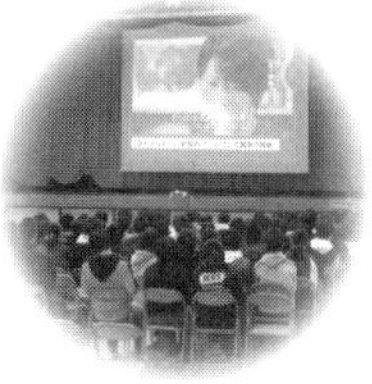

NICU 命の授業

～小さな命を見守る最前線の現場から～

神奈川県立こども医療センター新生児科医
豊島勝昭

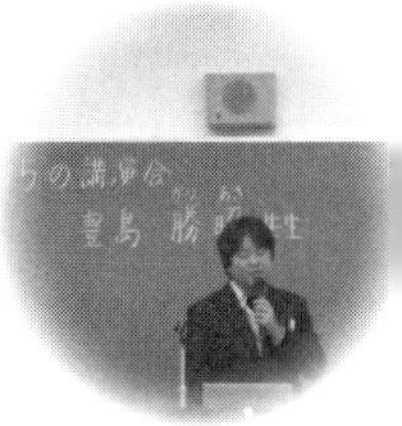

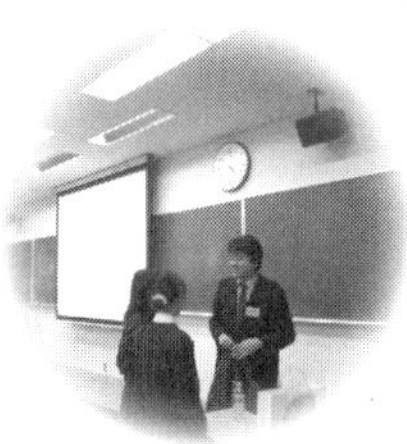

赤ちゃんとママ社

はじめに

10数年前、ＮＩＣＵ（新生児集中治療室）のベッド不足が社会問題化し連日報道されていたころ、私たちのＮＩＣＵでも、辞めていく人が多く、新しいスタッフも集まらず、新生児医療が崩壊してしまわないかと不安でした。子どもたちは、知らないことはめざせません。子どものころにＮＩＣＵの存在を知ったら、ＮＩＣＵで働きたいと憧れて、医師や看護師をめざす人が出てくるかもしれない。そういう想いもあり、地元の学校でＮＩＣＵのことを伝える授業を始めました。

すぐにわかってもらえなくても、これから大人になる地元の小中高校生に伝えるなかで、地元で働く医療者をめざす人が出たらうれしいし、そうでなくても、お父さんやお母さんになって出産や育児を経験するときに、昔聞いたことを思い出してもらえたらいい。さらに、自分が住む町にもＮＩＣＵで頑張った赤ちゃんやご家族がいることを知って、町で応援してくれる大人になってほしい。そんな想いから「未来への種まき」のつもりで、学校で授業をしていました。

学校で授業をすることで、気づかされたこと、学んだことも多くあります。ＮＩＣＵを卒業して病気や障害とともに生きる子どもに再会したり、私たちが救った命のその先を支えてくれる人たちにもたくさん出会いました。小児医療だけでは、子どもたちのことを幸せにはできません。ＮＩＣＵで命を救われた子どもたちが、生きづらさを感じることが少なく成長していくためには、学校は大切な場所です。回数を重ねていくなかで、子どもたちがＮＩＣＵで過ごした時間やご家族の想いを、学校で生徒さんや先生に伝えることの大切さを実感しました。

学校は町の要、社会への窓です。学校で小児医療の今を生徒さんにお話しすることは、ＮＩＣＵで頑張る赤ちゃんやご家族を知ってもらえ、町が変わるきっかけや町で生活するＮＩＣＵ卒業生たちの応援にもなると思っています。

命の授業では、地元のＮＩＣＵにおける妊娠や出産、命の誕生を伝え、もし自分だったらと考えてもらうことを大切にしてきました。子どもたちの感想がきっかけとなり、大人を対象とした講演を依頼されることもふえました。看護学校で講義をしたり、町のさまざまな講演会で話す機会をもらったり、小中高校以外にもＮＩＣＵのことを応援してくださる人たちがふえてきています。

２００８年から始めて63回、およそ2万人の子どもたちに聞いてもらいました。命の授業がきっかけで医療者をめざしてくれた人たちと再会することもあり、続けてきてよかったなと思えています。慌ただしい診療の合間で授業を続けることに大変さを感じたこともありますが、やめたいと思ったことは一度もありません。命の授業は、つねに私に初心を思い出させてくれたり、私たちの役目を再確認させてもらえる機会だからです。本書を読むことで、多くの方に命の授業に心を寄せていただけたらと願っています。

新生児科医　豊島勝昭

NICU命の授業●もくじ

予備知識

NICU命の授業　その前に

「命の授業」の前に、NICUがどんなところなのかを知っておく事前授業を行う学校があります。本書でも、前もって説明しておきましょう。

NICUとはどんな場所？

NICUとはNeonatal Intensive Care Unitの略で、生まれたばかりの赤ちゃんのための集中治療室のことです。赤ちゃんの変化をより早く気づいてあげるために、呼吸や心拍などの変動を知らせてくれるモニターがたくさんあります。夜間や休日でも赤ちゃんは誕生するので、365日24時間体制で医師や看護師が働いています。NICUで働いている医師は新生児科医だけではなく、生まれる前のことをよく知っている産科医、さまざまな専門の知識や能力のある小児科医、放射線科医、外科系の医師が、赤ちゃんの集中治療をいっしょにしてくれています。

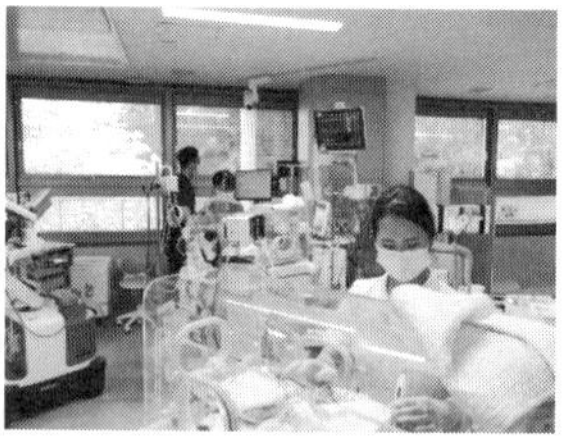

新生児病棟（GCU）の役割

NICUには、新生児病棟（GCU：Growing Care Unit）といわれる、集中治療を終えた赤ちゃんたちの回復を見守る場所があります。新生児病棟（GCU）は、ご家族が集中治療を乗り越えた赤ちゃんたちの育児をし始める場所です。新生児病棟(GCU)の看護師や保育士は看護や保育の本来の役目とともに、ご家族の育児の相談に乗り、ご家族が面会していない時間帯には、親がわりになって育児もしています。新生児病棟（GCU）は、NICUを卒業できた赤ちゃんが加わるご家族が、ご自宅で悩まず生活していくための準備をする場所でもあります。

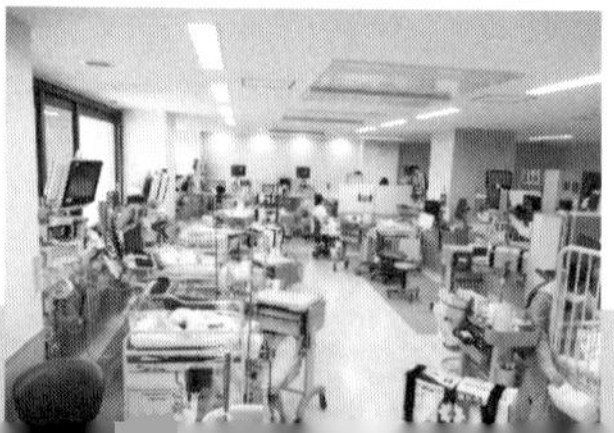

NICUに入院する赤ちゃん

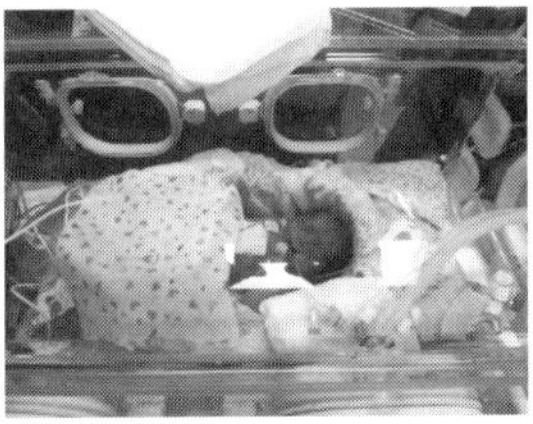

NICUには、早産や小さく生まれたり、出産の途中でぐあいが悪くなったり、生まれつきの病気のある赤ちゃんが入院します。生まれたばかりの赤ちゃんは、からだの機能も未成熟です。お母さんのからだの外の生活にうまく適応できずに、出産の後にぐあいが悪くなって、NICUに入院することもあります。

NICUに入院する赤ちゃんは体温調節がうまくできないため、保育器と呼ばれる透明な箱型ベッドで過ごしてもらうこともあります。呼吸の力が弱く、人工呼吸器の力を借りることもあります。上手に哺乳できるようになるまでは、点滴をしたり、口や鼻から胃にチューブを入れたりして、母乳や薬をあげています。

低出生体重児

2500g未満で生まれた赤ちゃん

極低出生体重児

1500g未満で生まれた赤ちゃん

超低出生体重児

1000g未満で生まれた赤ちゃん

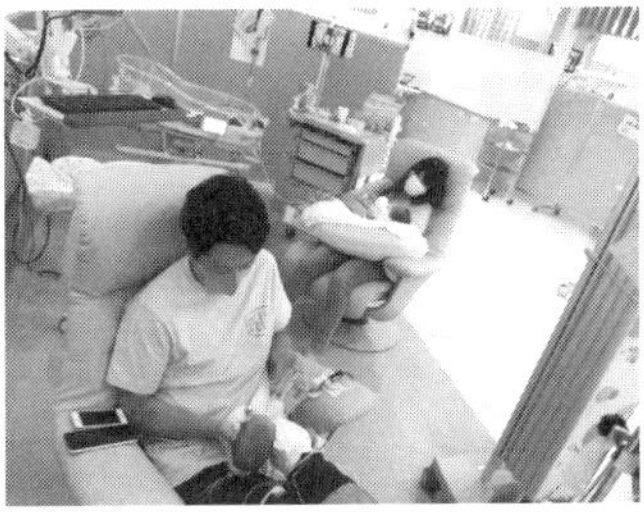

産科医と新生児科医はどう違う？

産科医(産婦人科医)は、女性が妊娠から出産後までお世話になる、いわばお産のプロ。妊娠がわかると定期的に診察し、助産師さんたちと出産を手伝います。産後は、お母さんの心身が順調に回復することを見守ってくれます。新生児科医は、NICUで生まれたばかりの赤ちゃんの集中治療を担当したり、フォローアップ外来で、NICUを卒業した子どもたちの成長や発達を見守る小児科医です。産科医と新生児科の医師がいっしょに、新しい命が加わるご家族を応援しているのが周産期医療です。

を守る医療機器

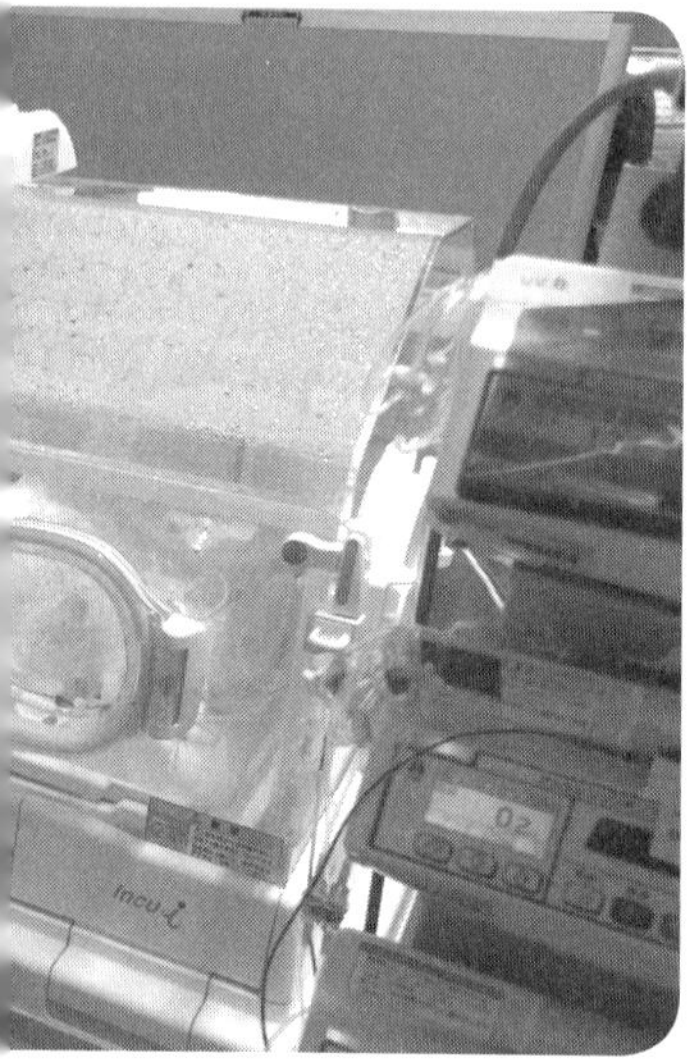

◁閉鎖型保育器

お母さんのおなかの中で赤ちゃんが過ごす、子宮のような環境を作れる閉鎖型保育器。ヒーターで温めた空気の対流によって、保育器の中の温度が一定に保たれます。また、温度だけでなく、湿度や酸素濃度を調節できます。感染症から赤ちゃんを守る清潔な空間でもあります。

▽生体情報モニター

心拍、呼吸数、血圧、からだの中の酸素飽和度などを、リアルタイムで表示しています。赤ちゃんの状態が変わると、アラーム音が鳴ったり、数値が点滅して異常をいち早く伝えてくれます。

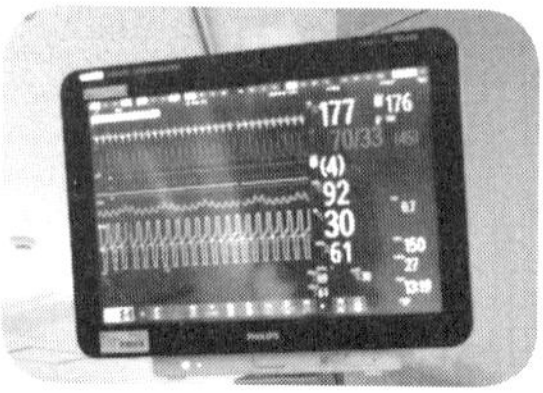

▽開放型保育器

フードのない開放型保育器は、赤ちゃんのようすをよく見ることができます。閉鎖型でなくても体温が保てるようになったり、検査や治療をやりやすくしたりするために、閉鎖型から開放型の保育器に移動します。ご家族は、赤ちゃんをより近くに感じられるようになります。

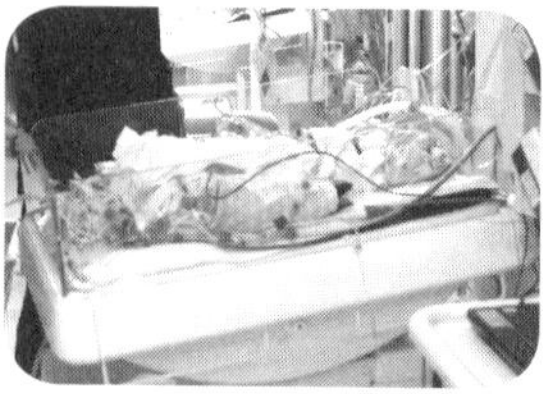

NICUの赤ちゃん

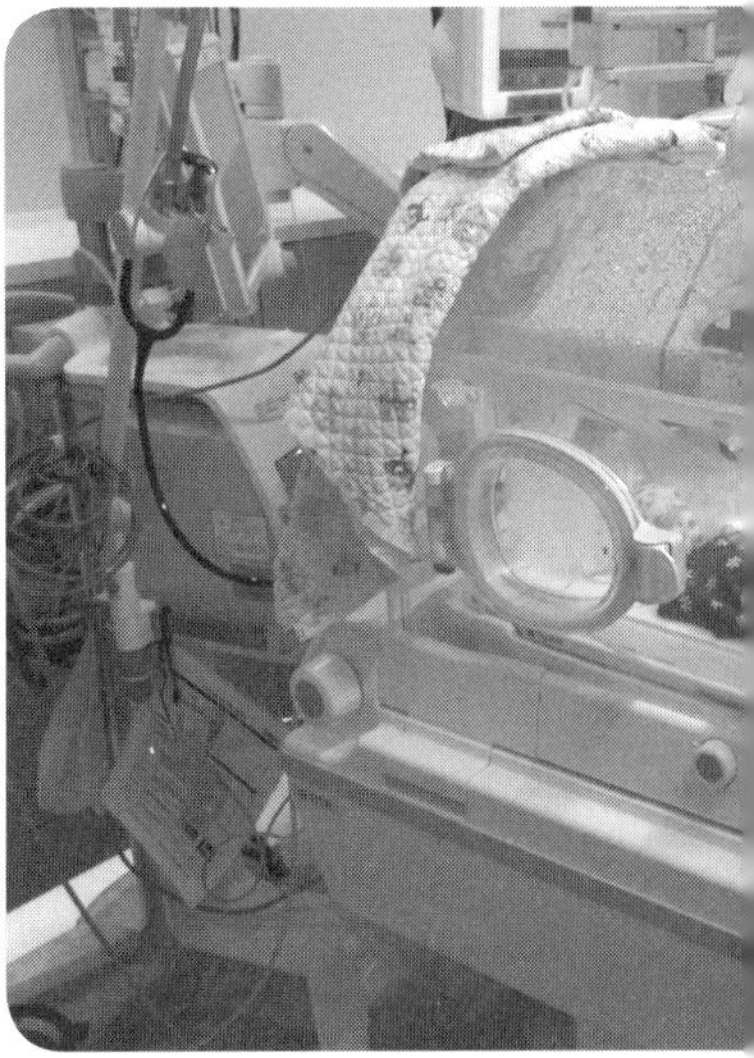

▽光線療法器

生まれたばかりの赤ちゃんには、黄疸という皮膚が黄色くなる症状が出ます。しかし、早産やぐあいの悪い赤ちゃんは黄疸が強く出て、脳性麻痺の原因になることさえあります。基準を超える強い黄疸のときには、軽減するために光線療法を行います。

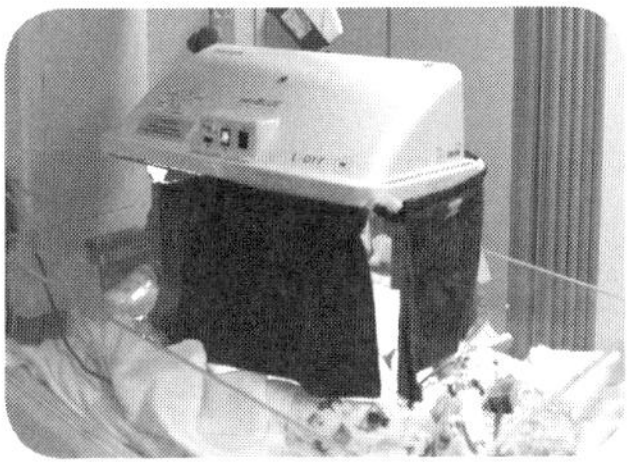

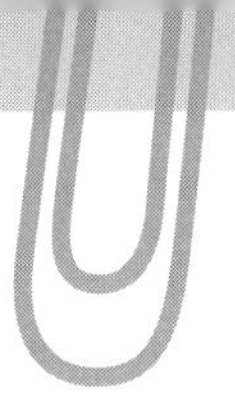

▽シリンジポンプ

赤ちゃんの小さなからだに、点滴や薬を正確に入れるための器械。赤ちゃんの状態が落ち着くと必要な薬が減るため、シリンジポンプの数もだんだん減っていきます。

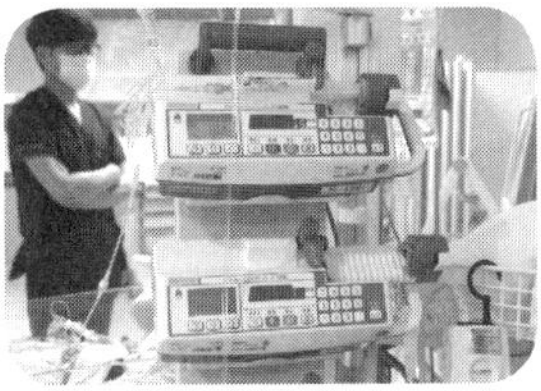

▽人工呼吸器

赤ちゃんの呼吸をサポートする器械。赤ちゃんは人工呼吸器でも肺が傷んだり、破けてしまったりするので、赤ちゃん専用のさまざまなモードの高度な人工呼吸器が配備されています。

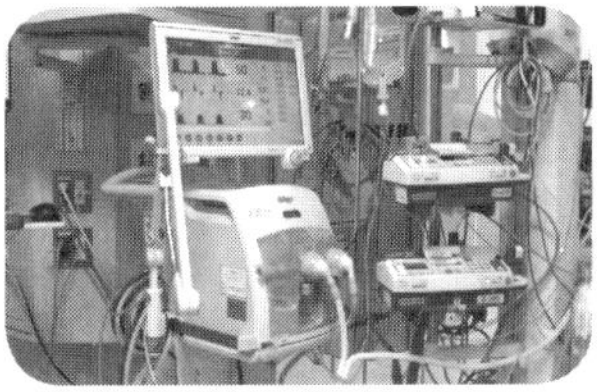

NICUの現状

日本の新生児医療の救命率は世界有数の高さです。1500g未満で生まれた極低出生体重児の救命率は全国的にみても95%を超えつつあります。神奈川県立こども医療センターのNICUはこの20年間、在胎23週で生まれる早産や出生体重400g台の赤ちゃんでも救命率は90%を超えています。

新生児医療の救命率が高まるにつれて、NICU病床不足で、入院困難になっていることが社会問題となりました。新生児1万人あたり20床だったNICU病床が、2009年の厚生労働省の周産期医療整備指針で、2014年には1万人あたり30.4床にまでふえ、NICUへの入院が困難となる赤ちゃんは、ほとんどいなくなりました。ただ、ふえたNICUベッドに対して働く医療者の不足は続いていて、NICUで働く医療者の育成や働き続けられる環境づくりが必要となっています。

NICUで働く人たち

NICUでは、医師や看護師以外にもたくさんの人たちが赤ちゃんやご家族のために働いています。

保育士

赤ちゃんが穏やかに楽しく過ごせるために保育を担当。

臨床工学技士

NICUのさまざまな医療機器の整備や準備を担当。

理学療法士(PT)・作業療法士(OT)

赤ちゃんの呼吸や運動、哺乳などからだの動きを身につける手伝いや発達の支援を担当。

臨床心理士

ご家族の精神的サポート、退院後のお子さんの精神発達支援を担当。

言語聴覚士

入院中の聴覚検査や退院後の言語発達の支援を担当。

医療ソーシャルワーカー・保健師

行政や地域と連携して、入院中・退院後のご家族を、子育てや福祉の面で支援。

放射線技師、検査技師、薬剤師、診療をサポートする事務系職員や病棟作業員など多くの人たちがいて、NICUは赤ちゃんの命を守れています。

「命の授業」の始まりは、ひとりのお母さんから

帝京平成大学
薬学部教授
菊地真実さん

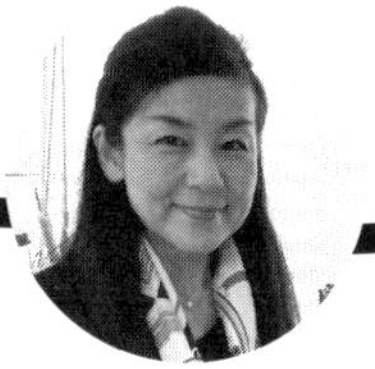

かけがえのない命の存在を実感して

私が豊島先生と初めてお会いしたのは、２００７年冬に開催された日本臨床死生学会でした。当時私は薬剤師として働きながら、早稲田大学大学院人間科学研究科に通っていました。私が所属していた研究室の指導教授が日本臨床死生学会の大会長だったため、２００７年の学会をお手伝いすることになっていたのです。

ところが、その年の夏ぐらいに中学1年生だった息子ののどのまん中あたりにできものができ、1ヵ月たっても大きさに変化がなかったことから摘出手術を受けました。そして、摘出したできものの組織検査をしたところ、検査結果で「グレー」だと告げられました。すなわち悪性リンパ腫の可能性が否定できないということで、さらに精密な組織検査となりました。結果を待

つ1ヵ月近くのあいだ、私は悶々として過ごし、気持ちのうえでも学会のお手伝いは無理だと思っていました。ところが、学会開催の3日前くらいに「息子の腫瘍は99％悪性ではない」という結果が出たのです。どんなにかほっとして、これなら学会のお手伝いもできるということで参加し、そこで豊島先生のＮＩＣＵの現状についての講演を聞いたのでした。

それまで、息子にもしものことがあったらと、すごく不安でした。息子は死んでしまうかもしれないと、本気で考えてしまっていたのです。わずか数日前まで、大切な息子の命の行方について不安な気持ちを抱き、命について深く考えていた状態でしたので、ＮＩＣＵで闘う小さな赤ちゃんとご家族のお話には、余計に心を揺さぶられ、講演後しばらく頭から離れませんでした。このお話を、学会に集まる専門家などの大人だけではなく、これからを担う子どもたちにも聞いてほしい。そんな想いが募って、10代の子どもたちに向けた講演を豊島先生に打診したところ、ご快諾いただけたので、さっそく動き始めたのでした。

最初にお願いに行ったのは息子が通う中学校でした。中学2年生全員に向け、豊島先生と、NICUに入院している赤ちゃんのお父さんが講演を行うことになりました。講演前のホームルームや道徳の時間に、NICUに関する予備知識を得るための事前授業も実施されました。当日は豊島先生が、赤ちゃんが無事に生まれてくることは、決してあたりまえのことではないこと、NICUで治療しながら生きることへの勇気を感じさせてもらっていることなどを映像を交えて語りかけ、赤ちゃんのお父さんが当時の気持ちを率直に話してくれました。生徒たちは真剣に聞き入り、事前授業も功を奏して、より理解を深められたようすでした。

♡他人への慈しみにふれた時間

講演後、生徒たちから届いた感想のなかに、私を驚かせたものがありました。それは「いじめはいけないと思った」というもの。事前授業のビデオにも、豊島先生やお父さんのお話のなかにも、いじめにつながる映像や言葉はまったく出てこなかったのに、「一体なぜ?」と思いました。

でもよく考えると、豊島先生のお話やNICUの映像などから、子どもは周囲のいろいろな人からの愛情によって成長するということを、その生徒が感じ取れたからではないかと思いました。目の前にいる同級生にもお父さんやお母さんがいて、その子を大切に思って育ててきたはずです。だから、誰かをいじめることは、その人を大切に思っているまわりの人も傷つけることだということを理解できたのだと思います。「子どもが成長する過程で、いろいろな人がかかわっている」「生きる意味は、そのような関係性のなかにある」ということを、子どもに伝えたいと思って始めた「命の授業」ですが、まさにそれを伝えられた第一回目となりました。

その後、私立の中学・高校を中心に何回もの講演会を開催させていただいてきました。スタートを切らせていただいた神奈川大学附属中学校では、NICU命の授業が毎年恒例の講演となっています。

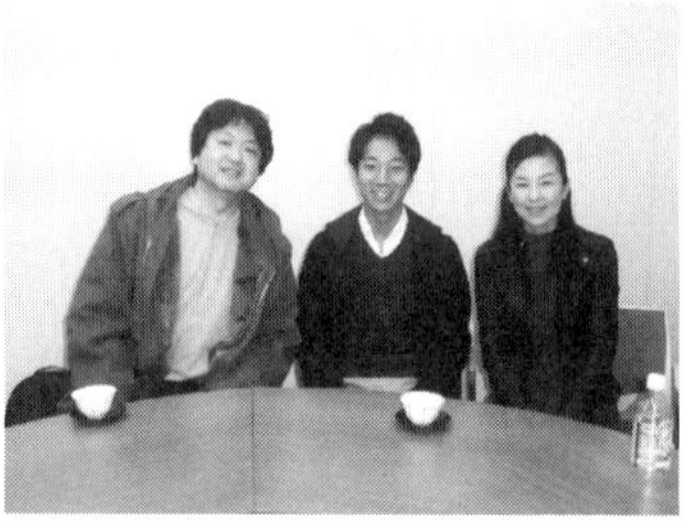

豊島先生の命の授業後、現在理学療法士として働く息子（写真中央、P128の菊地謙さん）が、母校で特別授業を行った日に記念撮影。

第1章…NICU命の授業

誕生の喜び

NICU命の授業スタート

赤ちゃんの重さ

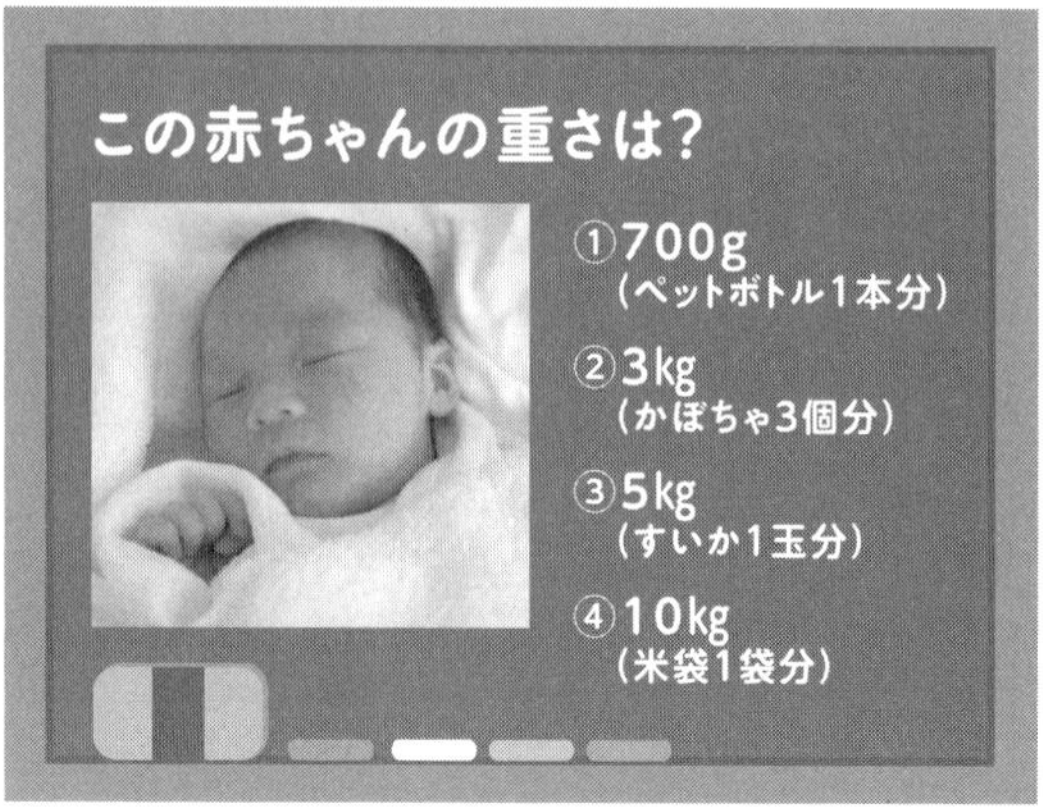
この赤ちゃんの重さは？
①700g
（ペットボトル1本分）
②3kg
（かぼちゃ3個分）
③5kg
（すいか1玉分）
④10kg
（米袋1袋分）

無事に生まれてくること自体が奇跡

みなさんは、自分が生まれたときの体重を知っていますか。私は授業のはじめに、必ずこう質問しています。上の写真の赤ちゃんは、どのくらいの重さだと思いますか。選択肢は4つ用意されています。

まず①の「700g」は、ペットボトル1本分ぐらい。②の「3kg」は、小さなサイズのかぼちゃ3個分程度。③の「5kg」は、通常サイズのすいか1玉分。

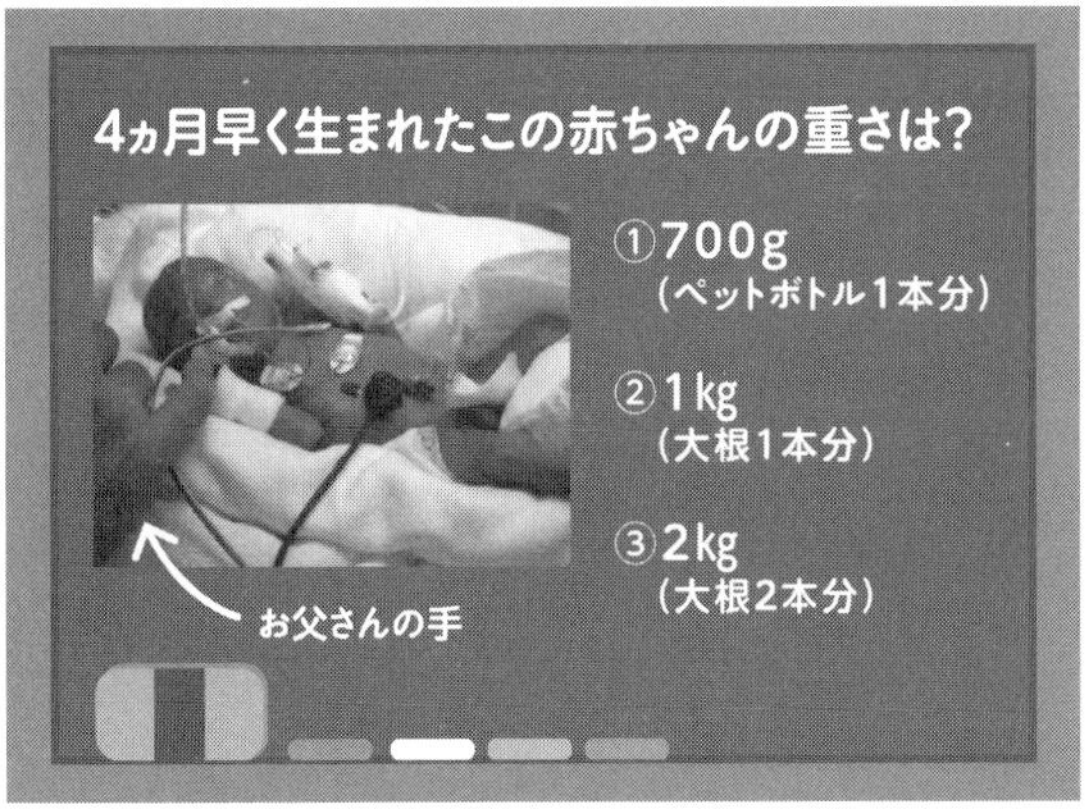
4ヵ月早く生まれたこの赤ちゃんの重さは?
①700g
(ペットボトル1本分)
②1kg
(大根1本分)
③2kg
(大根2本分)
お父さんの手

そして、④の「10kg」は米袋1袋分。この答えは、②の3kgぐらいが正解です。この赤ちゃんのように、多くの赤ちゃんは2.5～3kgぐらいで生まれてきます。

では、次の写真の赤ちゃんの重さは、どのくらいだと思いますか。出産予定日より4ヵ月早く生まれて、NICUに入院してきた赤ちゃんです。正解は①の「700g」で、ペットボトル1本分の重さと変わらないぐらいです。今度、ペットボトルの飲み物を飲むときに、同じぐらいの重さの赤ちゃんがいることを思い出してくれたらうれしいです。

ペットボトルぐらいの重さでも懸命に生きようとする命があること、その命を応援している人たちがいることを知ってもらえたらと思い、命の授業の冒頭では、毎回赤ちゃんの重さの話をしています。

Episode
1

あなたならどうする？
赤ちゃんが早産や病気で生まれてくるかもしれないと言われたら…。

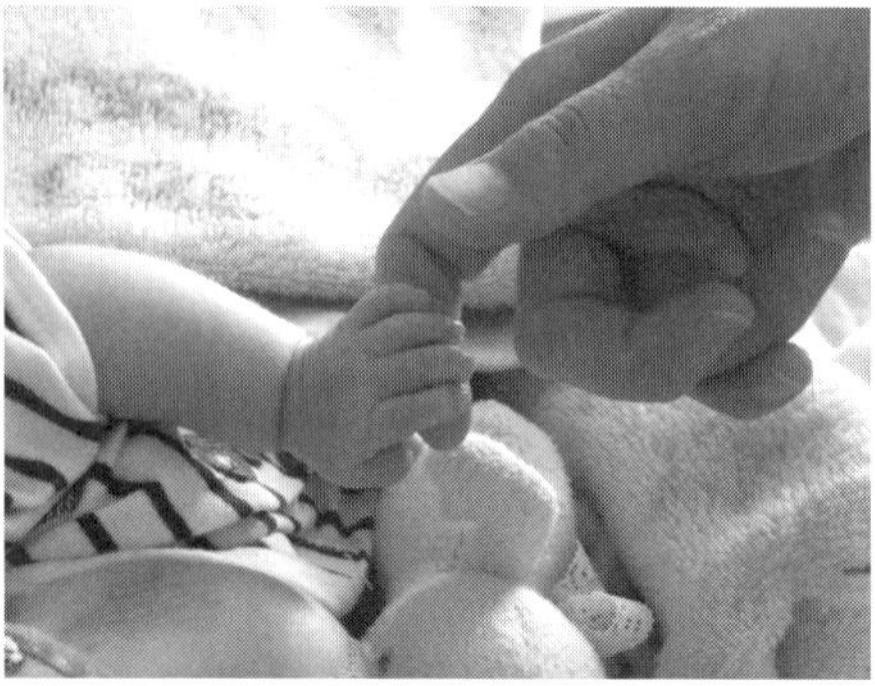

先生：早い時期になんとか出産できたとしても、赤ちゃんには脳性麻痺や肺の病気、知能障害などの重い障害があるかもしれません。

患者家族：障害って…。どうしてうちの子が。何とか助けてもらえませんか。

先生：お気持ちはわかりますが、助けてあげられる約束はできません。妊娠を継続するかどうか、決めていただかなければなりません。

患者家族：そんな、私たちに決められるはずありません。

先生：決められるのはお父さん、お母さんのお2人だけです。でも、その決断に対して、私たちは全力でサポートします。

豊島先生からのメッセージ

悩みながら産むという決断をしても、ご両親はとても不安です。自分がお父さんだったら、お母さんだったら、医療者だったら、赤ちゃんだったらどう思うだろうと想像してみてください。

私たちは、産科やNICUのドラマ『コウノドリ』の制作のお手伝いをしていました。ドラマのなかでも、赤ちゃんの誕生を楽しみにしていたご夫婦が、「早く生まれて死んでしまうかもしれない」「助かっても、障害とともに生きていくことになるかもしれない」と言われて、赤ちゃんを産むことを悩むシーンがあります。産んでも障害があるとしたら、育てられるだろうかと不安になります。ドラマではご夫婦は産むと決断し、赤ちゃんは400gで生まれてきます。500mLのペットボトル1本分ぐらいの大きさです。

ドラマのラストシーンでは、NICUの保育器の中にいる赤ちゃんとご両親が対面します。口や鼻や手足に、チューブがたくさん入っている小さな赤ちゃんに、最初は戸惑うご両親。保育器のそばで赤ちゃんを見守るうちに、「愛おしさ」や「この子を守りたい」という気持ちがわいてくるようすが描かれていました。そのシーンをかけながら、実際のNICUでも赤ちゃんが笑ったり、成長していくのをご家族といっしょに喜び、応援していることを伝えています。

初めてのＮＩＣＵ面会

赤ちゃんが指を握り返す生命力に感動

　早産や生まれつきの病気があると、産声を上げないことがあります。そんな赤ちゃんはすぐに治療を開始する必要があるため、お母さんやお父さんと対面したり、ふれてもらったりできずに、ＮＩＣＵにお連れすることがあります。

　あるお母さんはわが子と初めて対面したとき、あまりの小ささに思わず「ちっちゃ！」とつぶやき、あとは言葉にならなかったといいます。けれど、保育器の中に差し入れたお母さんの指先をちゃんと握りしめてくる、その力強さにお母さんとお父さんは驚き、生命力に感動して涙が流れ、どんな未来がこようとこの子

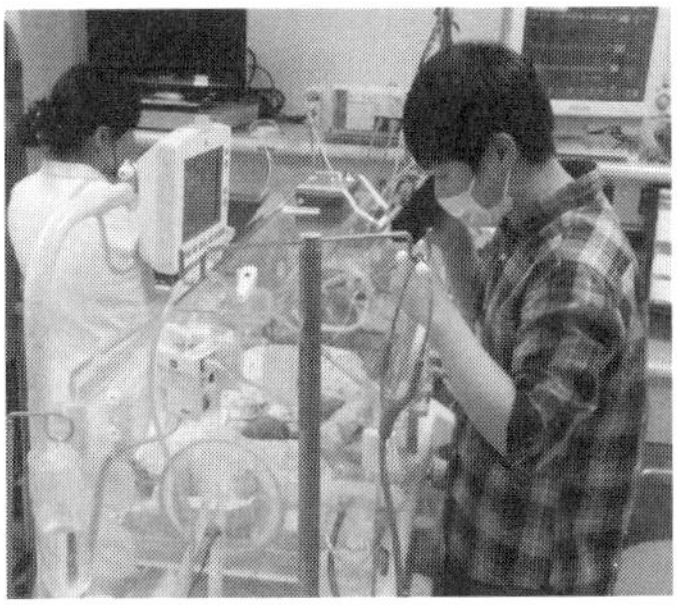
仕事帰りに、NICUに1人で面会にくるお父さんの姿も。

を守りたいと思ったそうです。

ＮＩＣＵで働いていると、抱っこをしてぬくもりを感じ、いっしょに過ごすなかで〈親子の愛情〉は生まれ、育っていくのかなと思えています。集中治療で親御さんに赤ちゃんとのふれあいなどをガマンさせてばかりいると、〈親子の愛情〉がはぐくまれるのを邪魔していることになるのかもしれません。保育器の中で頑張っている赤ちゃんたちのためにも、集中治療をしながらでも、そういう時間を奪わないようにしたいと思っています。

早産の赤ちゃんたちは日々成長し、人工呼吸器をはずせる日、閉鎖型保育器から出られる日がきます。ＮＩＣＵのベッドサイドには、毎日たくさんの「初めて」があふれています。ご家族が笑顔を交わし合い、「初めてのこと」をひとつひとつ喜び、奇跡と思えているからかもしれません。奇跡って、〈気づける人〉のところに起こるのかなと思えています。

患者家族の軌跡

生後3日目の危機

♡頑張って、私のかわいい子

体重700gで生まれたほのちゃん。お母さんは「初めてふれた瞬間、かわいいと思ったのと同時に、頑張ってって思った」と伝えてくれました。ほのちゃんは、お産のときに頭の中に出血を起こしていました。1000gより小さく生まれた赤ちゃんたちにとって、生まれてからの3日間くらいは、外の環境に慣れるいちばん大事な時期になります。

生まれて2日目の夜、保育器のまわりに突然アラーム音が鳴り響きました。血圧が不安定になり、脳の出血の範囲が広がる危険が出てきたのです。お母さんはわが子を祈るように応援していました。医師と看護師は、気管チューブから痰を取ってあげたり、そっと頭の向きを変えてあげたりしていました。アラーム音が止まったとき、お母さんと医師と看護師は、みんなでホッと胸をなで下ろしました。なんとか危機を乗り越えることができた夜でした。

それから2ヵ月後、桜の咲き始めたころに、ほのちゃんは人工呼吸器がはずれて、お母さんの胸のうえで気持ちよさそうに眠っていました。寝顔を愛おしそうに見つめ、「早く家に連れて帰りたい」とつぶやいていたお母さん。もう10年以上前のことですが、その日のことをよく覚えています。フォローアップ外来で会ったほのちゃんに、「君が小さいころ、みんなで応援していたんだよ」と伝えたときの笑顔がお母さんに似てきたなと思っていました。

フォローアップ外来で会った、大きくなったほのちゃん。

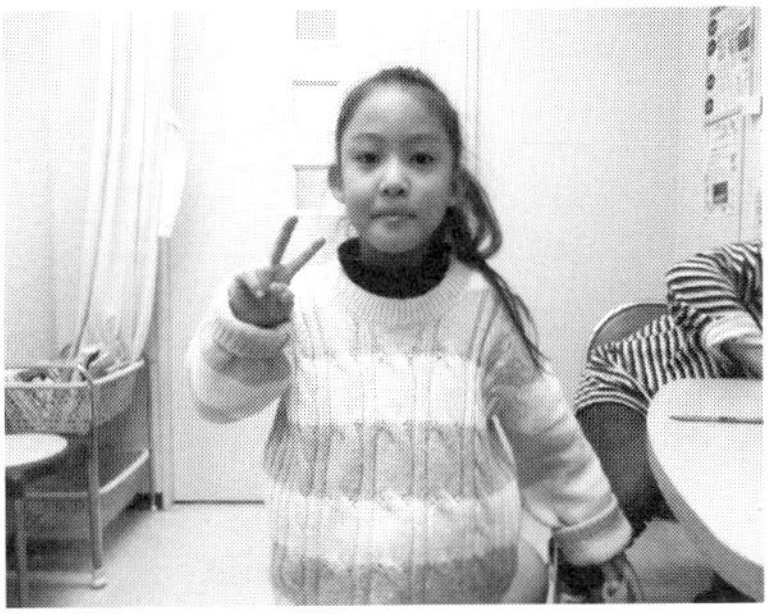

患者家族の軌跡

きょうだいの絆

神様からもらった520gの命

予定日の4ヵ月以上前に、お母さんのおなかの中で、赤ちゃんが死んでしまうかもしれない状況になったご家族がいました。赤ちゃんをあきらめるか、後遺症を覚悟で出産するか、お母さんとお父さんは悩みました。そのとき、お父さんは当時6歳だったお兄ちゃんに「生まれてくる赤ちゃんとはいっしょに遊べないかもしれないし、寝たきりになってしまうかもしれないけれど、そうなっても大丈夫？」と聞いたそうです。すると、お兄ちゃんは「神様からもらった命なんだから」とはっきりと口にしたのだといいます。それを聞いたお父さんは、「どんなことがあっても家族で守ろう」と決意したそうです。私は早産になりそうなご家族に、「おなかの中の赤ちゃんといっしょに生きたいのなら、よりよい誕生日を選び直すのは、今なのかもしれません」と伝えることがあります。このご家族も、赤ちゃんといっしょに生きていくために、早産することを決めました。

しゅなちゃんは身長は30㎝、体重は５２０ｇで生まれました。当時のＮＩＣＵはきょうだい面会ができなかったので、ご両親はしゅなちゃんをビデオ撮影していました。家で動画を見ながら、お姉ちゃんは「しゅなは小さいからお家に帰れないの？」と聞き、お兄ちゃんは「しゅなは僕が守る」と言っていたそうです。しゅなちゃんは、８ヵ月後にＮＩＣＵを卒業しました。

ＮＩＣＵ卒業から10年、しゅなちゃんがお姉ちゃんになりました。妹さんとＮＩＣＵに里帰り訪問してくれ、当時担当したスタッフにたくさんの喜びを届けてくれました。

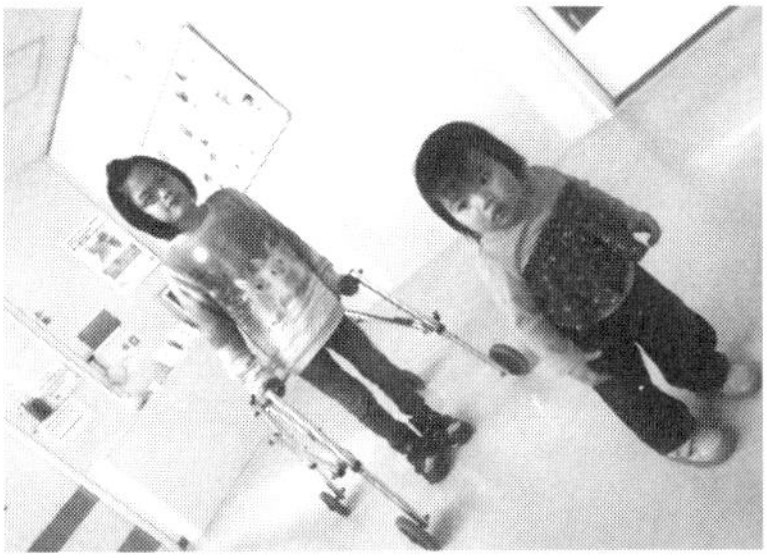

NICUに里帰り訪問してくれたときのしゅなちゃんと妹さん。

患者家族の軌跡

NICUでの初めての抱っこ

家族の絆を深めるカンガルーケア

ふたごの姉妹、ゆずちゃんとことちゃん。妊娠24週でお母さんが高熱になり、このままでは母子ともに危険だとお話ししました。緊急出産で生まれたゆずちゃんは552g、ことちゃんは632gでした。生後2ヵ月間、ゆずちゃんはずっと保育器の中にいました。「娘たちをいつか抱きしめたい」と、ご両親はずっと願い続ける日々でした。

2人が生後2ヵ月半になったとき、〈カンガルーケア〉を行

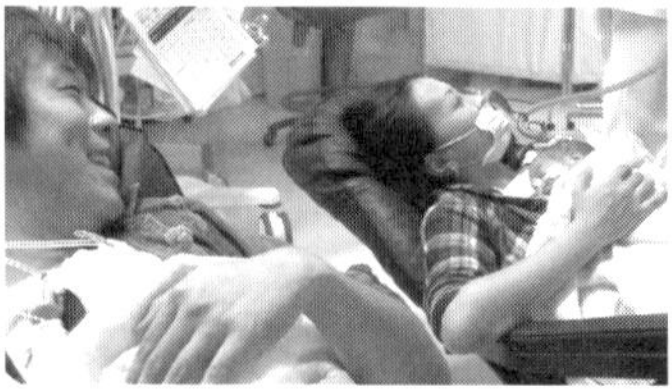

素肌をふれ合わせて抱くカンガルーケア。

なうために、看護師さんが保育器の横にリクライニングチェアを運んできました。お父さんはまだ人工呼吸器をつけているゆずちゃんを、お母さんはことちゃんを抱っこしました。お父さんは照れくさそうな表情を浮かべ、「まさか、こんなことができるようになるとは」と涙ぐみながらほほえんでいました。カンガルーケアは、新生児医療では重要な意味があります。お父さんやお母さんの胸の上で素肌をふれ合わせて抱っこしてあげると、赤ちゃんの体温が下がらなかったり、呼吸が落ち着いたり、体重の増加がよくなったり、家族の絆が感じられたりする効果もあるといわれています。

最初のころの「この世の果て」にいるようなつらそうなご両親の表情を思い出しながら、ゆずちゃんとことちゃんを抱っこしてほほえみ合う、お父さんとお母さんのすてきな笑顔に感動しました。ゆずちゃんとことちゃんに、あらためてお誕生おめでとうと伝えたい気持ちでした。

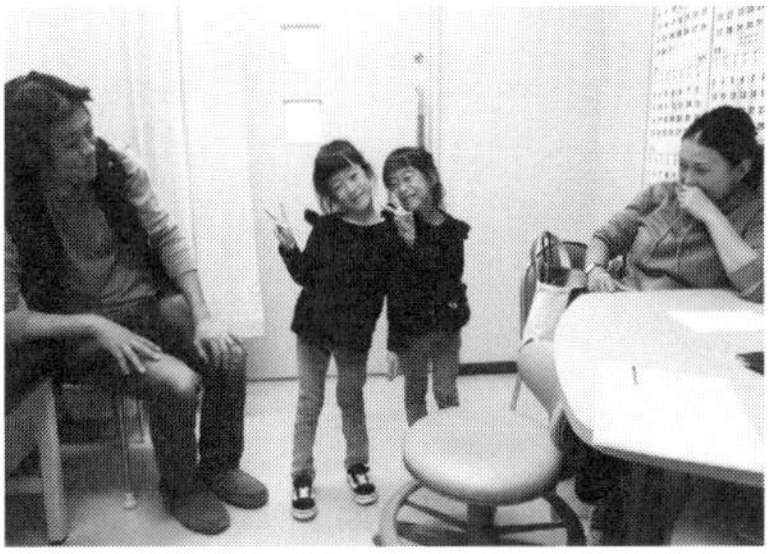

お父さん、お母さんといっしょに来たフォローアップ外来で、元気な姿を見せてくれたゆずちゃんとことちゃん。

NICUに入る理由

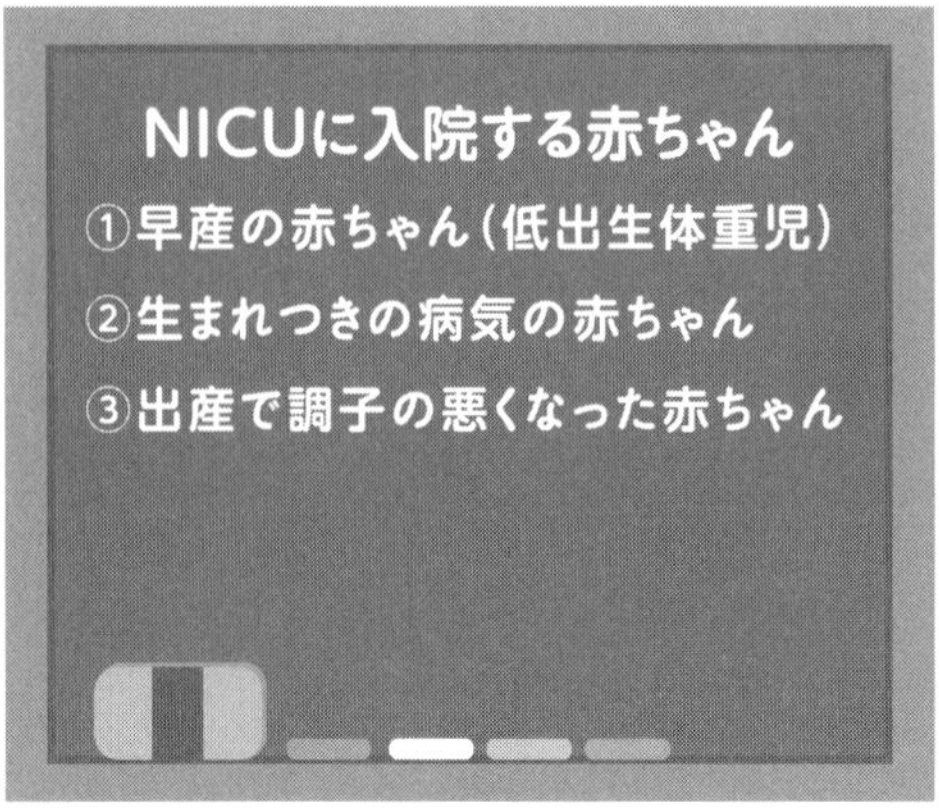

NICUに入院する赤ちゃん
①早産の赤ちゃん（低出生体重児）
②生まれつきの病気の赤ちゃん
③出産で調子の悪くなった赤ちゃん

NICUは特別な場所ではない

生まれる赤ちゃんは減っていますが、早産や生まれつきの病気の赤ちゃんはふえています。およそ33人に1人の赤ちゃんが、NICUに入院して何らかの治療を受けています。決して特別なことではなく、どの家族にも起きるかもしれないこと。みなさんやみなさんの大切な人も、いつか行く場所かもしれません。

40歳以上の妊娠、成長期の10代での妊娠では、早産

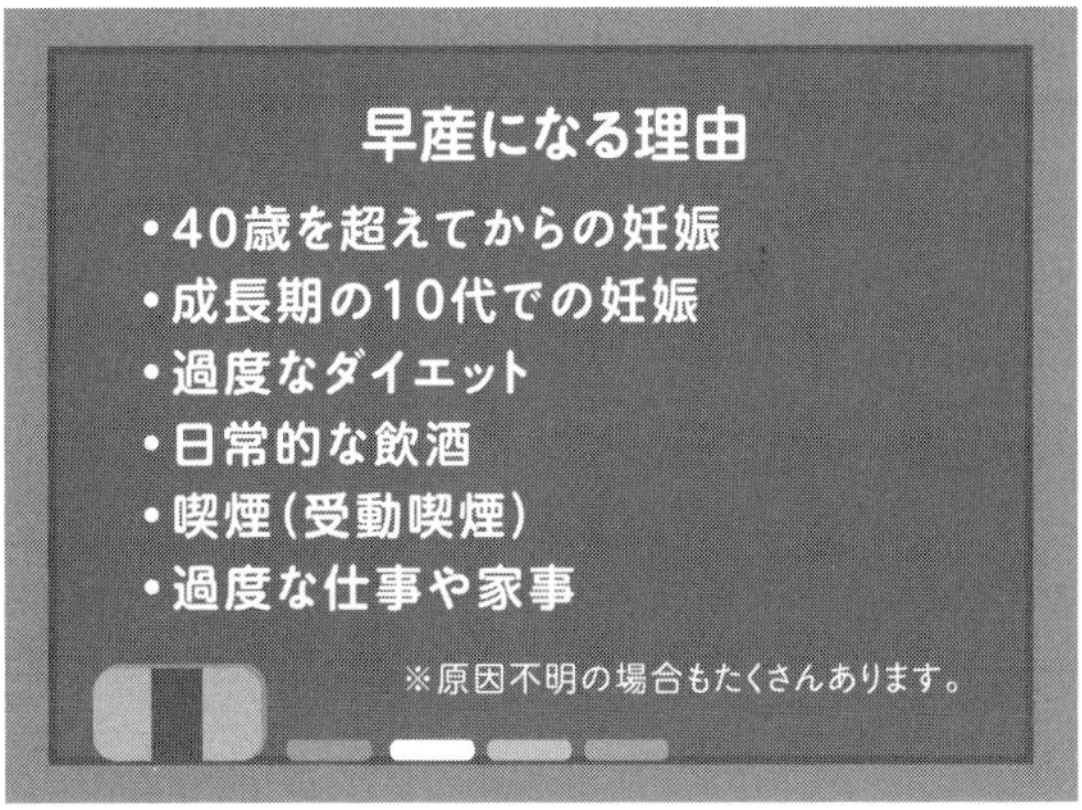
早産になる理由
・40歳を超えてからの妊娠
・成長期の10代での妊娠
・過度なダイエット
・日常的な飲酒
・喫煙（受動喫煙）
・過度な仕事や家事
※原因不明の場合もたくさんあります。

や低出生体重児、病気の赤ちゃんが生まれる可能性が少し高くなります。また、飲酒・喫煙・過度なダイエットは、赤ちゃんが大きくなれない原因になります。妊婦さんの長時間労働、重い荷物の運搬など、妊婦さんが頑張りすぎると早産になりやすくなります。みなさんのまわりに妊婦さんがいたら、おなかの中の赤ちゃんのためにも、やさしく接してほしいです。早産に備えてＮＩＣＵをたくさん作るより、みんなが妊婦さんに気づかえる町になるといいなと思えています。

ただ、早産も生まれつきの病気も、原因がよくわからないことがたくさんあります。誰のせいでもなく、誰にでも起きること、防げないことの方が多いため、ＮＩＣＵは全国各地の町に必ずあります。

教師であり
NICU卒業生ご家族のインタビュー

親の意識が変われば、子どもの意識も変わります

横浜市立
岡村中学校
鳥飼真人さん

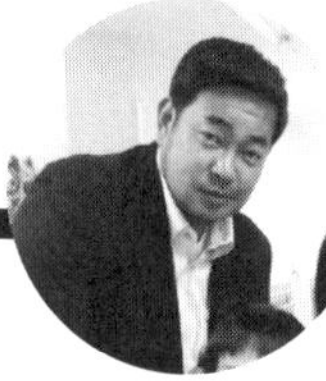

なかなかぬぐえなかった医療者への不信感

私は長男を1歳半で亡くしています。その状況や対応などから、医師に不信感を抱くようになっていました。次男の出産のときは早産の切迫した状況のなか、初めから通っていた病院のNICUに入れず、こども医療センターも満床だったため急遽、遠方への救急搬送を提案されました。しかし、それでは母子ともに危険だと受け入れてくださったのが豊島先生でした。このときも、通院していた病院側とのやりとりから、私の医師への不信感はむしろ大きくなっていました。

次男は25週の超低出生体重児として誕生。こども医療センターのNICUでは、豊島先生に信頼をおいている医療者どうしの人間関係がとてもよく、本当にいい職場環境が作られていました。忙しい環境なのにあたたかかった。そうして

三男も31週の低出生体重児として、ここでお世話になりました。

大切な役目を気づかせてくれるもの

友人の教員（P52の安江茂樹さん）に誘われて、領家中学校での豊島先生の講演を見学しました。その後、当時勤務していた秋葉中学校でも命の授業を実施してもらったのは、２０１６年7月のことです。対象は本校と学区内の小中学校の全職員と、保護者や自治会長をはじめとする地域の関係者の方たちでした。例年行われる地区懇談会の講演会には、事前に案内を配っても来場者は１００名弱なのですが、この日は１６０名あまりが集まりました。講演後の感想には、「来てよかった」「いろんな場所で話していただきたい」という声を多くいただきました。

保護者に聞いてもらったのは、「親の意識が変われば、子どもの意識も変わる」と考えているからです。親の見方や考え方は子どもに影響します。偏見や思いこみがある保護者がいたら、まずその気持ちを変えてもらいたい。講演に先立って、

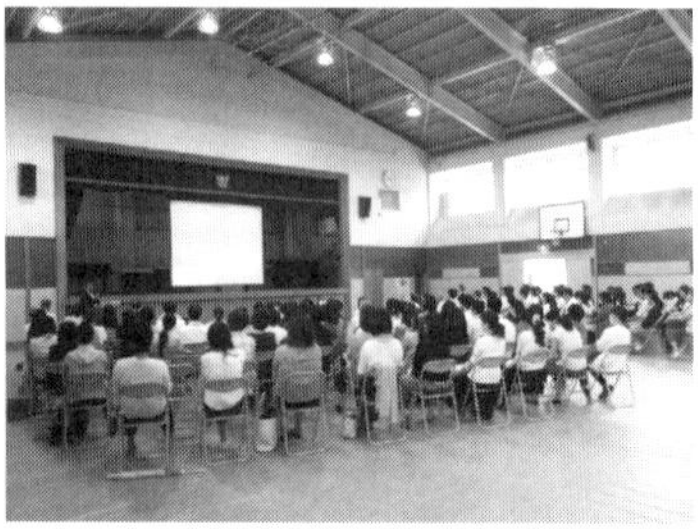

地区懇談会として行った「NICU命の授業」には、小中学校の教員、PTA役員、保護者、地域の関係者など多くの人が集まった。

子どもたちにはアンケートを配っていました。アンケートのなかには、ちょうどテレビで放映中だったドラマ『コウノドリ』の話も盛りこみながら、「自分の出生身長と出生体重を知っていますか？」という問いかけもしました。講演後に、子どもが生まれたときの話をしたというご家庭が多かったと聞いています。

何においても知ることは大事。将来的にきっと考えるときがくるだろうから、中学校であいうことを言っていたなと、振り返ることができる素材を提供することが教員の役目だと思っています。そして、2020年2月には、中学3年生を対象に講演していただきました。この先、命の授業を何回していただけるかはわかりませんが、障害があろうがなかろうが、NICU出身だからなどと特別視することなく、その場に応じて自然体で受け入れられる心を含めた環境づくりが、私たちにできることのひとつだと考えています。命の授業によって、それを整えていくきっかけをいただいているのだと思っています。

第2章…NICU命の授業

限りあるかもしれない命
だとしても残してくれるもの

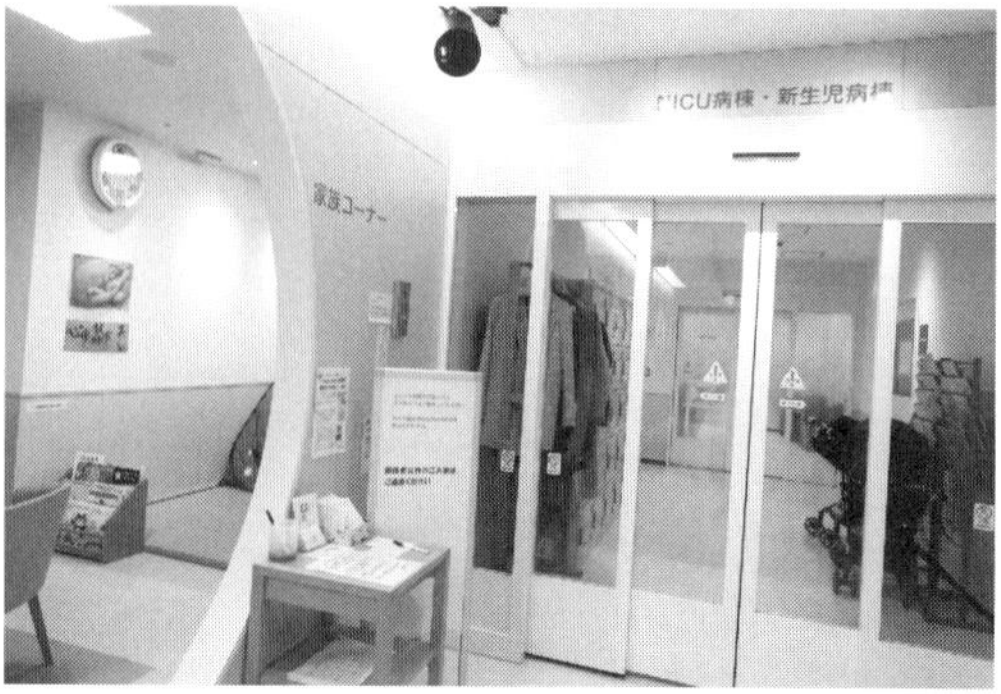

Eoisode
2

あなたならどうする?

赤ちゃんが亡くなってしまうかもしれないと言われたら…。

先生：せっかく来たのですから、お子さんに会っていきませんか。お子さん、大きくなりましたよ。

患者家族：先生、まだ気持ちの整理がつかないんです。この子が長く生きられないと言われて、どう接してあげればいいのか。

先生：お子さんの1日は、私たちの数ヵ月か、いや、数年にあたるかもしれません。気持ちが落ち着いたら、いつでも会いにきてあげてください。

豊島先生からのメッセージ

赤ちゃんが死んでしまうかもしれないとお伝えすると、赤ちゃんに会いにこられなくなるご家族がいます。赤ちゃんが死んでしまった日の悲しみを想像すると、耐えられない気持ちになるのかもしれません。NICU のスタッフは、どんな状況であろうと、ご家族の不安に心を寄せながら、赤ちゃんとのかけがえのない時間を応援したいと思っています。

私たちのNICUでは、20人に1人の赤ちゃんは家に帰れず、NICUで生涯を終えます。薬や手術などでなかったことにはできない難しい病気もあり、もしかしたら死んでしまうかもしれないと、ご家族にお伝えすることもあります。

お母さんのおなかの中で命を終える赤ちゃん、生まれてお母さんの子宮や胎盤の助けがなくなるとぐあいが悪くなり、生まれて数時間で命を終える赤ちゃんもいます。そんな赤ちゃんたちとの1時間は、ご家族にとって一生忘れられない大切な1時間です。居眠りしていたらあっというまに過ぎてしまうかもしれない1時間に、NICUには誕生を祝い1分1秒を大切に生きている人たちがいます。

赤ちゃんが長く生きられないかもしれないと言われて、たいていの親御さんは戸惑い悩みますが、やがていっしょに過ごせる時間を大切にしようと思うようになります。限りあるかもしれない時間だからこそ、泣いてばかりいるのではなく、赤ちゃんを抱っこし、お風呂に入れ、涙を浮かべながらも笑顔でかわいさを讃え合って過ごしているご家族の姿に、私たちはいつも胸を打たれています。

患者家族の軌跡

忘れたくない かけがえのない時間

輝いた6日間の命

こはるちゃんは、家に帰れずに亡くなってしまうかもしれないとお伝えした赤ちゃんの1人でした。生まれる1ヵ月くらい前、産科の担当医からお母さんとお父さんに、おなかの中の赤ちゃんはからだがとても小さく、いくつかの重い病気が重なり、また18トリソミーという染色体異常から、生まれてこられないかもしれない、生まれてきても1週間くらいの命になるかもしれないと告げられました。お母さんはものすごくショックを受けて、涙が止まらなかったそうです。もし自分の子どもが1週間くらいしか生きられないかもしれないと言われたら、どんな

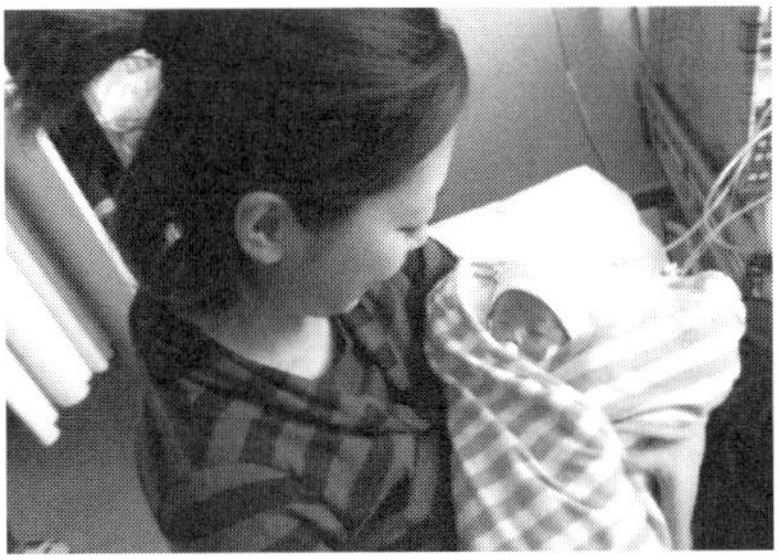
誕生後、こはるちゃんを愛おしそうに見つめて抱っこするお母さん。

気持ちになるか、どう思うだろうかと想像してほしいです。

私たちの周産期センターでは、担当医だけでなく、医師・看護師・助産師・臨床心理士・カウンセラー・ソーシャルワーカーなど、さまざまな医療者が話し合いを重ね、ご家族に赤ちゃんのためにできる診療内容をお伝えしています。完治はしないけれど、少しでも長く生きるために手術などの集中治療を行うこともあれば、1週間の命になるかもしれないけれど、集中治療はせずご家族で過ごす時間を大切にすることもあります。

こはるちゃんのお母さんとお父さんの気持ちは、毎日のように揺れ動きました。集中治療は受けずに、いっしょに過ごしたいという気持ちが強くなった日もあれば、どんな状態であっても、集中治療をして少しでも長く生きていてほしいと願う日もあったそうです。どうするか決められないまま、お母さんとお父さんは出産日を迎えました。

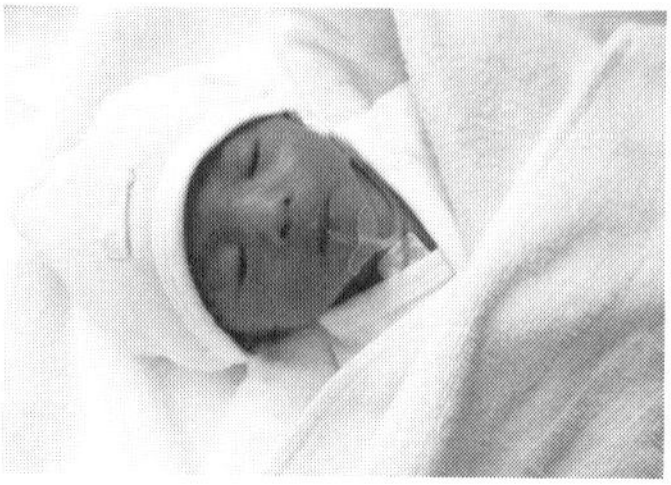

ご家族とかけがえのない時間を過ごした、かわいい寝顔のこはるちゃん。

こはるちゃんは、無事生まれました。お母さんとお父さんは、こはるちゃんの顔を見たら、いっしょに過ごしたいという想いが大きくなったそうです。お父さんが撮影したホームビデオを見せてもらいました。こはるちゃんはスポイトで母乳を飲ませてもらったり、お風呂に入れてもらったり、夜は3人で川の字のように並んで寝たりしていました。その表情は、とてもかわいらしかったです。生まれて7日目の朝、お父さんとお母さんに見守られながら、こはるちゃんは天に還りました。

こはるちゃんとの6日間から学んだこと

こはるちゃんのように、命を終えた赤ちゃんたちのご家族が、NICUを退院して町に戻ったときに、悲しかったことを伝えてくれることがあります。まわりの人たちから「たった6日間」「早く忘れて、次の赤ちゃんを産んだら」と言われたり、赤ちゃんのかわいさやいっしょに過ごした楽しい時間などを、話すことができなかったりするのがつらいのだそうです。

　こはるちゃんのお母さんとお父さんは、「あの6日間は楽しいこともたくさんあって、決して忘れたくない、かけがえのない時間」「私たちにとっての医療は、娘のありのままの姿、生命力をみんなで見守った時間でした」と、後日話してくれました。そして、感謝の気持ちを、私たちに伝えてくれました。

　こはるちゃんが天に還ってから3年後、私たちの病院でこはるちゃんの妹が生まれました。こはるちゃんがお姉ちゃんになったことをうれしく感じました。妹さんには、一日一日を後悔しないように生きるという意味をこめ、「日々《ひび》」という名前がつけられました。こはるちゃんといっしょに過ごした日々から気づいた大切なことを、お母さんとお父さんは妹さんにも伝えたかったのだと思います。

　NICUにはこのように時間を大切に過ごしている人たちが、今、この瞬間もたくさんいます。

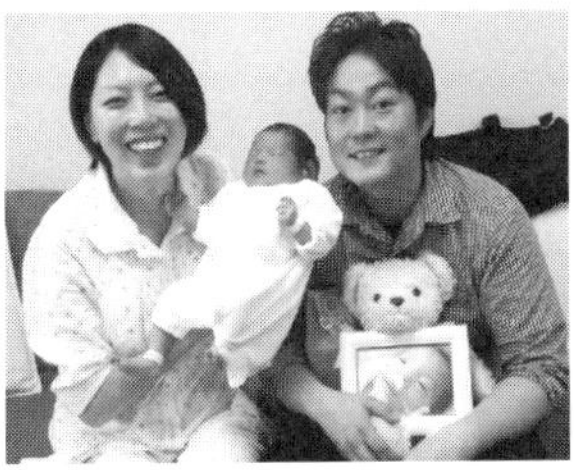

こはるちゃんの妹、ひびちゃんが生まれたときの家族写真。

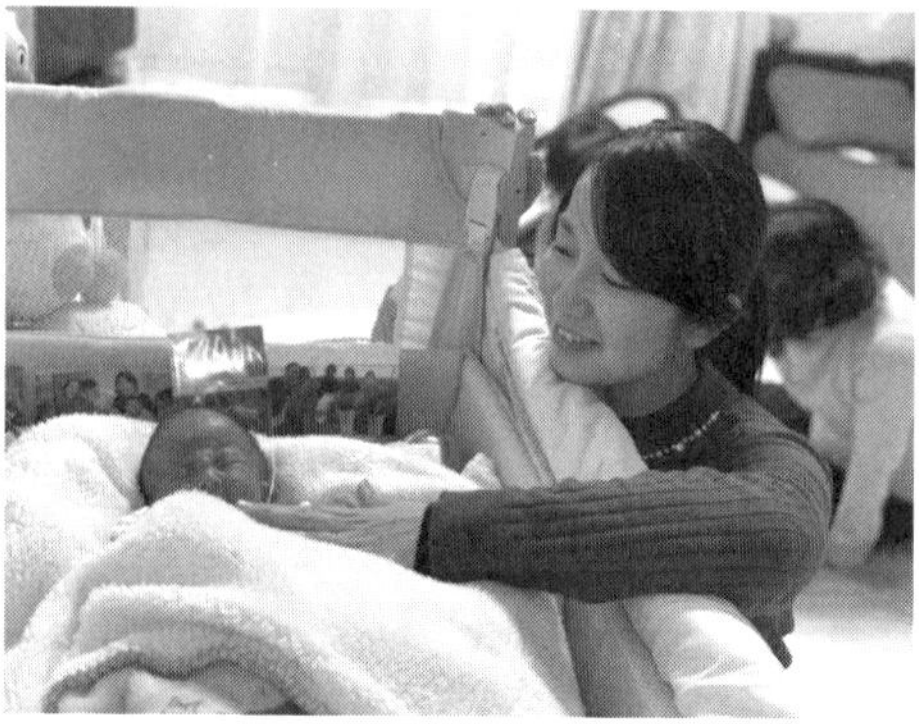

Episode 3

あなたならどうする？
病気の子どもの在宅医療をすすめられたら…。

先生：どうでしょうか、 一度お子さんをおうちへ連れて帰ってみますか。

患者家族：でも、何かあったらと思うと、とても不安なんです。

先生：ご家族といっしょに過ごすと、 赤ちゃんに想像を超える成長が起きるのを、 私たちは何度も見てきました。 在宅医療の支援についてはソーシャルワーカーがフォローしますし、 家で心配なことがあれば、 私たちも相談にのります。

患者家族：不安はあるけど、 この子といっしょにいられるのなら、頑張ってみようと思います。

豊島先生からのメッセージ

赤ちゃんを「看取るために家に連れて帰る」のではなく、「限りあるかもしれない時間をいっしょに生きる」ために、 退院を決断するご家族もいます。

ドラマ『コウノドリ』のシーズン1の最終回でも、NICUスタッフがご家族に在宅医療をすすめるシーンがありました。ドラマ関係者から、病気の赤ちゃんならずっと病院にいればいいのではないか、見捨てるような気持ちにならないのかと質問がありました。そこで、私たちの病院で在宅医療をしているご家族のアルバムを見てもらうと、出演者やスタッフの方々は涙を流されていました。

ご家族は赤ちゃんと過ごしたいと思っても、何かあったときのことを考えると不安で、在宅医療をためらいがちです。そんなときも、先輩ご家族が家で過ごしているアルバムをお見せしています。赤ちゃんは家に帰ると表情が豊かになり、NICUでは見たことがない笑顔や楽しそうなようすを見せてくれます。赤ちゃんの笑顔は、お父さんやお母さん、お兄ちゃんやお姉ちゃんの笑顔に囲まれているからこそで、赤ちゃんもまたご家族に笑顔を届けているのだと思います。

私たちは医療者が想像もつかない、ご家族だからこそ起こせる奇跡があると信じています。ご家族それぞれの願いや決断を応援していけたらと考えています。

患者家族の軌跡

家族といっしょに日々を過ごす幸せを選ぶ

家族で祝う1ヵ月バースデー

しゅんたろうくんは、生まれてから長くは生きられないかもしれない染色体異常が見つかりました。お母さんとお父さんは当初、現実を受け入れられず、つらそうな表情をしていたことをよく覚えています。でも、ＮＩＣＵでお姉ちゃんを含めクリスマスやお正月を過ごすうちに、しゅんたろうくんのぐあいが悪くなる日を心配して病院にいるより、在宅医療に切りかえて家族４人で過ごしたいと思うようになりました。

ご家族そろって来てくれた、しゅんたろうくんのフォローアップ外来。

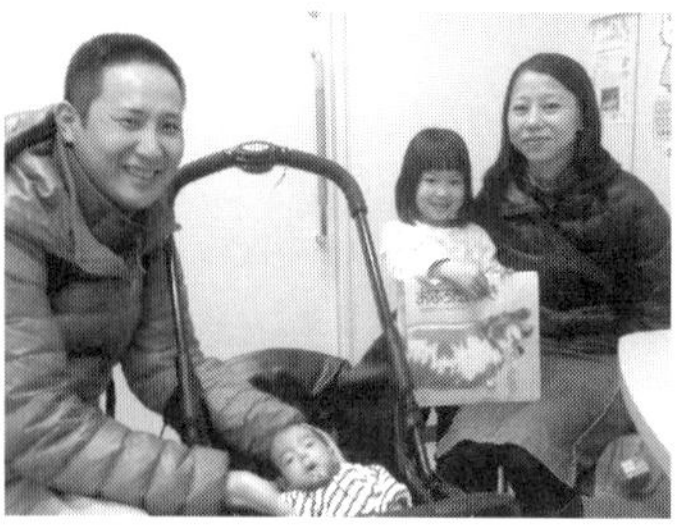

しゅんたろうくんはＮＩＣＵに入院して2ヵ月たったころに、在宅医療を希望して家に帰りました。そして、6ヵ月半ご家族に囲まれて暮らし、8ヵ月半で人生を終えました。後日、ご家族からいただいたホームビデオには、しゅんたろうくんの誕生日を、家族で楽しく祝うシーンがありました。しゅんたろうくんは1歳になる前に天に還りましたが、どうして誕生日を祝っていたのでしょうか。ご家族の気持ちを想像してもらえたらと思います。

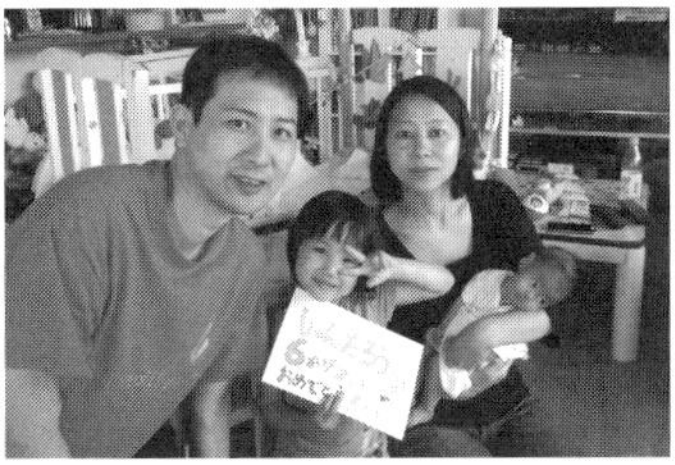
毎月、家族でお祝いしていた、しゅんたろうくんの月誕生日。

しゅんたろうくんだけでなく、ＮＩＣＵやＮＩＣＵを卒業したご家族のなかには、毎月「月誕生日」を祝っている人たちがいます。毎月生まれた日を迎えられることがうれしく、それが大きな喜びになっています。もしかしたら、年1回の誕生日をあたりまえのことのように思って日々を過ごしている人たちより、12倍以上毎日を大切に過ごしているのかもしれません。

新生児医療のあり方

なかったことにはできないから

ＮＩＣＵは誕生と死が紙一重であり、喜怒哀楽が混在する医療現場です。ＮＩＣＵで気づいたことは、「命は永遠ではなく、はかなく消えてしまうこともある」ということでした。どんなにご家族が願っても、私たち医療者がどんなに力を尽くしても、早産や生まれつきの病気をなかったことにはできないですし、残念ながら救えない命もあります。医療者は神様ではないし、医学は魔法ではないと、無力さを感じることも少なからずあります。ですが、命がはかないと思えるからこそ、赤ちゃ

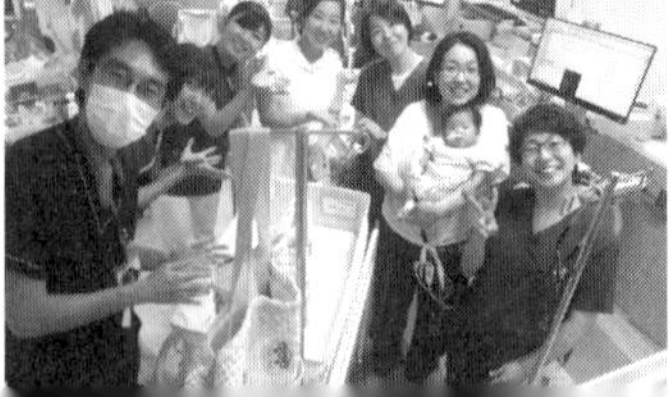

みんな笑顔の赤ちゃんと
ご家族とNICUスタッフ。

んとご家族といっしょに、NICUで生きる一日一日をともに喜び、ともに悩みたいと思えるようになりました。

足もとの小さな花にも気づける医療でありたい

みなさんの人生のなかにも、忘れられない時間が必ずあると思います。NICUには、そういう時間の一瞬一瞬を大切に過ごしている人がいます。私たちNICUスタッフは、できればみんなに長生きしてほしいし、そのお手伝いをしたいと思っています。長生きは、高い山への登山に似ている気がします。高い山に登れるものなら登りたいけれど、上ばかり見ていて、足もとに咲いているきれいな花に気づかずに踏みにじっていたりしたら、いやですよね。長生きはしてもらいたいけれど、一方で今日起きていること、今日楽しいことなどにも気づいてもらいたい。そう願いながら、私たちはみんなで、NICUで頑張る赤ちゃんとご家族を支えています。

♡NICUは赤ちゃんの成長を応援する場所

私は、高度な医療機器で集中治療をして〝救命〟をめざすことだけが、新生児医療のあり方ではないと思っています。赤ちゃんが困難な状況や、限りあるかもしれない命だとしても、ご家族が赤ちゃんとの絆を感じて、赤ちゃんが家族の一員としての時間を穏やかに過ごせるように支えることも、新生児医療の大切な役目だと思うようになりました。たくさんの出会いのなかで、100人の赤ちゃんがいたら、100通りのご家族の愛情の形や願いがあると感じています。

私たちは、「NICUは赤ちゃんの〝闘病の場〟ではなく、〝成長の場〟である」と感じながら仕事をしています。家族と離れてNICUで頑張って過ごしている赤ちゃんの成長や、生命の力強さをご家族にお伝えすることで、そのことに気づいてもらえたらと願っています。

〝有終〟を見届けるのもNICUの役目

赤ちゃんとご家族のために、悩み続けることが、私たちの仕事かもしれないと感じることもあります。さまざまな集中治療を積み重ねても思うような効果がなく、赤ちゃんにより苦痛を与えてしまうような状況もあります。生命の最後の瞬間まで集中治療を継続するのか、今を大切にご家族で過ごす時間をふやすのかなど、赤ちゃんにとってよりよい時間は何かをご家族と話し合って決めています。

〝話し合い〟とは、相手の視点や気持ちになり、想いや考えを聞き合うことだと、NICUで出会った多くのご家族から気づかせてもらいました。〝赤ちゃんの死〟は、ご家族にとってこのうえない悲しみです。医療者も悲しみに慣れることは決してありません。でも、早産や病気と向き合い、一生懸命に天寿をまっとうした〝有終〟と考え讃えてあげたい。駆け抜けるように生きた赤ちゃんの人生の輝きを、ご家族といっしょに見届けるのもNICUの役目だと思っています。

教師であり
NICU卒業生ご家族のインタビュー

これまで3回講演を依頼。そのたびに気づきがあります

横浜市立
秋葉中学校
安江茂樹さん

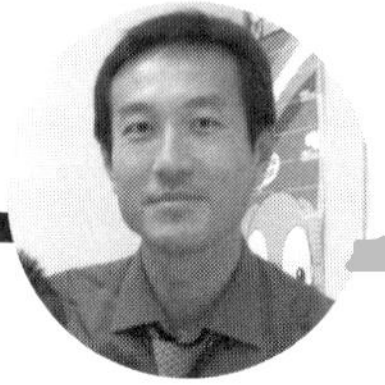

誰にでも起こりうることだから

13歳になる息子の主治医が豊島先生でした。重症新生児仮死（※1）の状態で出生し、NICUに入りました。2ヵ月弱くらいでNICUから卒業できましたが、当事者になるまでNICUの存在そのものを知りませんでした。

その後、フォローアップ外来で豊島先生と何度かお話をしているなかで、神奈川大学附属中学校で始まった「命の授業」のことが話題にのぼるようになりました。こうした活動を広げていきたいという先生の熱意が伝わってきたので、私が勤めている中学校でも講演していただくことになりました。

そのころ私は、横浜市立領家中学校に勤務していました。領家中学校に在籍中は、全校生徒向けの人権講演会という位置づけで、2回講演してもらいました。

1回目の命の授業では、当時活躍していた横浜ベイスターズの村田修一選手のお子さんの話がメインで、2回目はそのころすでにテレビ放映されていたドラマ『コウノドリ』の素材を取り入れて、生徒たちにわかりやすく説明してくれました。

こうした講演会をすると寝てしまう生徒が多いのですが、このときばかりはみんなしっかり聞いていました。こども医療センターが近いということもあり、そこで生まれた生徒や通院歴のある生徒もいて、身近な場所の話だったからでしょう。豊島先生はいつも生徒たちに「家に帰ったら、お母さんやお父さんに自分が生まれたときのことを聞いてみてください」と語りかけていますが、生徒たちはきっとそれぞれに家庭でフィードバックしたことと思います。

私は命の授業を、秋葉中学校で教員をしている友人（P34の鳥飼真人さん）にも聞いてもらいました。その後、私も秋葉中学校に異動することとなり、ここでもまた命の授業を実施することができました。ただし、

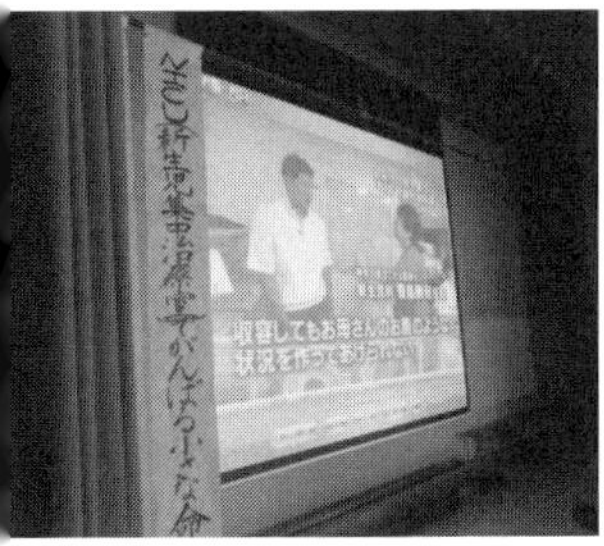

領家中学校で人権講演会として行った「NICU命の授業」。

秋葉中学校では教員と保護者が対象でした。涙を流しながら聞いている方がたくさんいて、生徒より切実感があり、より身近なことなのだということに気づかされました。息子のことを考えれば私も当事者ですが、命の授業によって出産について深く知らなければ、早産も「たまたまなのかな」というだけで終わったかもしれません。想定していなかった事態が誰にでも起こりうる、未来に起こる可能性があるということ。だからこそ、ほかの子たち、ほかの人たちを見る目は変わらなければいけないということを、生徒たちに伝えたいと思いました。

横浜市では、特別支援学校で学ぶ子どもたちが、居住する地域のほかの小中学校で交流したり、いっしょに学べる「副学籍交流」という制度を設けていますが、実際のところは、なかなか実施が難しいようです。NICUを卒業して、障害とともに生きていく子どもたちもいるのですから、命の授業の延長として、そうした取り組みが積極的に行われる地域になってほしいと思っています。

※1　重症新生児仮死　新生児の呼吸がほとんどなく、心拍が非常に低下している状態。

第3章…NICU命の授業

障害とともに生きること

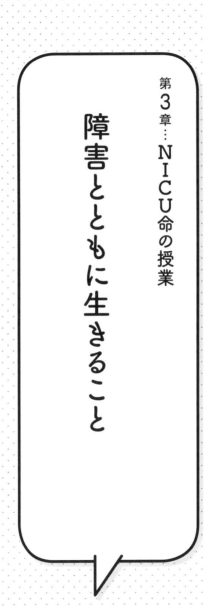

Episode 4

あなたならどうする？ おなかの子に障害があるかもしれないと言われたら…。

面談室にて

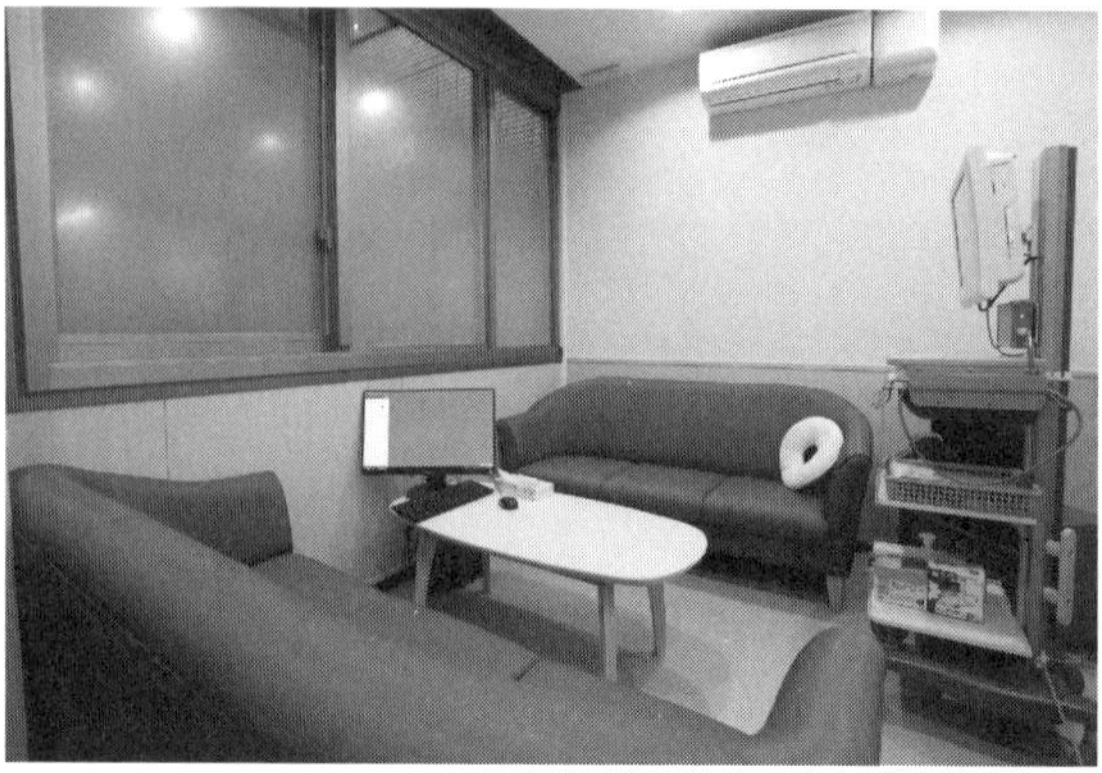

患者家族：私たちには育てられないと思います。

先生：最初から、生まれつきの病気があるお子さんを育てる自信をもっているご家族なんて、いないと思います。

患者家族：そうですよね。

先生：人がそれぞれ違うように、病気のお子さんにもひとりひとり個性があります。育てていくうちに、お子さんとの向き合い方が定まっていくのだと思います。

患者家族：そうかもしれませんが、でも、やはり私には産めません。

豊島先生からのメッセージ

みなさんが今ここに生きているのは、お父さんとお母さんが産もうと決断してくれたからです。おなかの中で病気があることがわかると、産むかどうかを迷うご家族もいます。自分たちに育てられるだろうかと、不安になるからだと思います。

医学が進歩し、産科の先生が胎児のうちにさまざまな病気を見つけてくれるようになりました。すぐにＮＩＣＵで治療できたり、新しい治療や手術法もふえているため、早産や病気の赤ちゃんの命をたくさん救えるようになりました。

ただ、医学が進歩したからこそ、新たな悩みに向き合うことになる場合もあります。病気のある子を妊娠しているとわかると、育てることへの不安が大きく、産むかどうかを悩むご家族もいるのです。病気のない赤ちゃんでも、ご家族が産んで育てることに自信が持てず、産まない選択をすることはあります。この世には、さまざまな事情で産まれてこられなかった赤ちゃんがいます。

ドラマ『コウノドリ』のシーズン２の最終章では、赤ちゃんがダウン症だとわかった２組の家族の物語があります。１組の家族は中絶を選択し、もう１組の家族は悩みながらも出産を決断します。それでも産後の不安が募り、ダウン症の先輩家族に会いに行き、そこでご家族の生活や想いなどを知ります。障害がある子を産み育てると決心したご家族は、どんな想いで過ごしていると思いますか？

患者家族の軌跡

この子がいるからこそ知ることができた想い

告知を聞いて泣いた日

ダウン症は、染色体異常によって起こります。私たちのNICUには、年間400人の入院患者さんのうち、毎年ダウン症の赤ちゃんは30人前後います。しかし、ダウン症だから入院するわけではありません。ダウン症の赤ちゃんは、心臓病や食道や腸の病気、血液の病気などがある場合が多いので、その治療のためにNICUに入院してきます。

2008年に生まれたけいたくん。血液の病気で私たちの病院に運ばれてきました。重症だったので、ご両親には「もしかしたら3ヵ月以内に亡くなってしまうかもしれません」ということと、顔つきなどから「ダウン症だと思います」とお伝えしました。その後、けいたくんの病状は回復し退院することができました。今もNICUフォローアップ外来で成長を見守らせてもらっています。

けいたくんのお父さんは小学校の先生です。このお父さんが勤めている学校で、いっしょに命の授業を続けてきました。けいたくんのお父さんが命の授業のときに、生徒さんに語っていた言葉を紹介します。

「先生は、どんな子にも幸せになってほしいと願って、学校の先生になった。息子がダウン症だと告げられた日のことは忘れられない。病院から学校へ戻るために車を運転したときに、どしゃ降りで前が見えなくて、危ないと思いながら運転していた。でも、学校に戻って車から降りると雨なんて降っていなかった。どしゃ降りだと思っていたのは、先生の止まらない涙だったんだ。一生でいちばん泣いた日だと思う。先生は自分のことを差別や区別のない人間だと思っていたけ

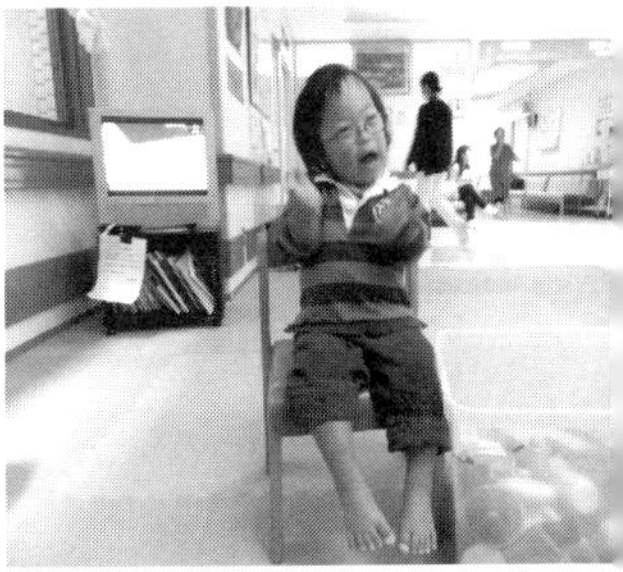

おどけた表情とかわいいしぐさを見せてくれるけいたくん。

ど、息子がダウン症と言われてたとき、すごく悲しかったんだ」

懸命に想いを伝えてくれる姿に感動

けいたくんには、お姉ちゃんと弟がいます。けいたくんのフォローアップ外来には、毎年ご家族で来てくれて、みんなでけいたくんとの最近の生活を伝えてくれます。けいたくんは難聴なので、聾《ろう》学校に通っています。でも、補聴器をつけるのはあまり好きではありません。

最近の授業で、お父さんはけいたくんの運動会の話を生徒さんにしていました。「息子はリレーのときに、受け取ったバトンを観客席にいる自分に渡したくなって、コースを外れて観客席に走ってきた。みんなが『けいちゃん、そっちじゃないよ！』と知らせたけど、そのときも補聴器をはずしていて聞こえていなかった。聾学校の先生たちに抱き止められていたのに、それでも自分にバトンを渡そうと頑張っていた。そのとき、聾学校の先生には迷惑かけてすみませんって謝っていたけど、一生懸命バトンを渡そうとしてくれたことがうれしかったし、それでも走ってこようとする姿がすごくかわいかったんだ」という言葉でした。先生としてでなく、けいたくんのお父さんとしての言葉は、生徒さんたちの胸に響いていると感じました。私はけいたくんに、こんな風に思ってくれるお父さんのもとに生まれてきて幸せだねと、伝えたい気持ちでした。

ＮＩＣＵに入院してくる赤ちゃんたちは、「病気があるから不幸、病気がなければ幸せ」と決まっているわけではないと思います。「病気があっても、いっしょに生きていきたい」と思ってくれるご家族のもとに生まれてきたことは、きっと何より〈幸せ〉なことなのではないかと思います。そして、「病気があっても生まれてきてよかった」と、いつかお子さん自身やご家族に思ってもらえるよう、応援を続けられるＮＩＣＵでありたいと思っています。

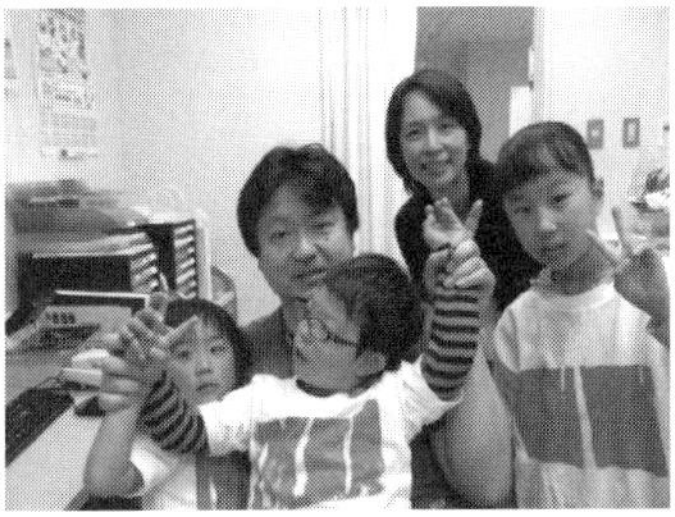

お母さん、お姉ちゃん、弟と、けいたくん。
フォローアップ外来に来たとき。

ダウン症の子どもたちの尊敬するところ

ＮＩＣＵ卒業生のフォローアップ外来で、たくさんのダウン症のお子さんの成長を応援してきました。ダウン症のお子さんたちも、楽しいときやうれしいときの笑顔はすごくかわいいです。怒るときは怒るし、いやなことがあるときは暴れることだってあります。感情表現が豊かなので、ダウン症でないお子さんたちとあまり変わらないかなと思っています。

私も含めて、ダウン症ではない人たちは、自分と違うと思える人をいじめたり、意地悪したりする心を持っているように思います。人と違うことを恐れたり、自分が幸せなのかを、まわりとくらべて考えるところもあるような気がします。

しかし、ダウン症の人たちは、基準やものさしをしっかり持っていることが多いと感じています。それに、ダウン症の子どもたちはやさしい子が多く、人をいじめたり、意地悪したりすることは少ないです。自分は自分と思って生きているので、自分がダウン症だということで、いじけている子や悲しんでいる子もいないように思います。ＮＩＣＵ退院のとき、ダウン症の子どもたちが、この先自分と違うところがあるからといって、意地悪するような人たちに出会わなければいいなと願いながら見送っています。

私たちの住む横浜には、ダウン症のお子さんたちが参加しているダンスチームがあります。また、私たちの病院で生まれ、ダウン症で書道家になっている人もいます。テレビに出演していることも多いのですが、「ダウン症なのに、ダンスが上手に踊れる」とか「ダウン症でも、書道がうまい」といった伝えられ方をするのは、少し違うかなと思うことがあります。ダンスや書道って、人と違うことができるから感動しますよね。ダウン症のお子さんたちは、ダウン症のお子さんたちだからこそできるダンスや書道があるのです。それぞれに〈違い〉があるからこそ、すてきだなと思えることに気づき合えるといいなと思っています。

患者家族の軌跡

笑顔を忘れず、家族で乗り越えたい

4年半のNICU生活を経て

NICUには、早産児、18トリソミー、ダウン症以外にも、さまざまな病気の赤ちゃんたちが入院しています。たっくんは脳神経の病気でした。赤ちゃんは泣くのがあたりまえですが、たっくんには強く泣くと呼吸が止まってしまう発作がありました。泣き続けていると、心臓が止まりかけてしまうので、1日に何度も急いで心臓マッサージをしてあげることがありました。

たっくんが寂しくなって泣いてしまわないように、お母さんはNICUに毎日通い続けて、朝から晩まで、たっくんが泣きすぎることがないようにあやしてい

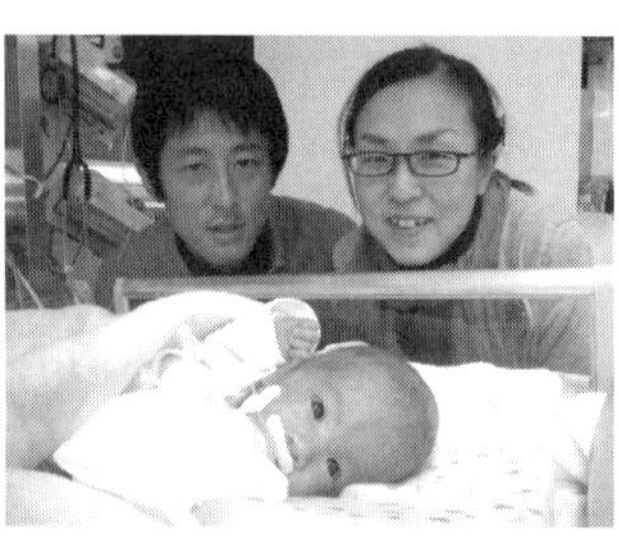

ご両親とまだ赤ちゃんのころのたっくん。

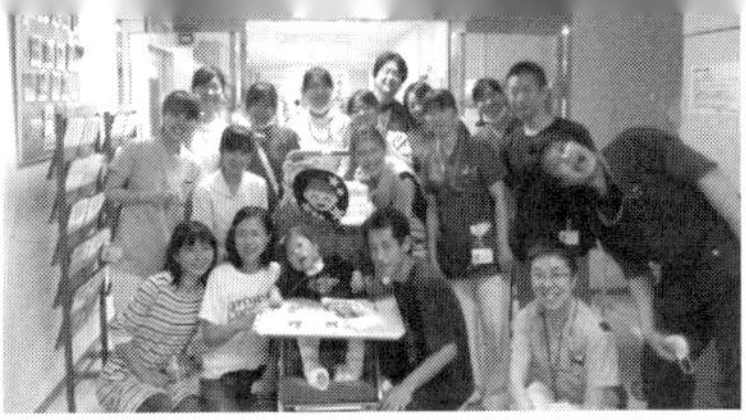
4年半入院していた
たっくんご家族のNICU卒業写真。

ました。お父さんは毎晩、仕事帰りに必ずＮＩＣＵに立ち寄り、たっくんが寝ぐずらないように、寝かしつけてから帰宅していました。ＮＩＣＵで働く医師や看護師より、ＮＩＣＵで長い時間を過ごしていたお母さんとお父さんだと思います。ＮＩＣＵを自宅のように思いながら、たっくんと生活していたご家族でした。

たっくんは成長するにつれて、泣きすぎることはなくなりました。そして、たっくんが生まれてから4年と半年がすぎたころ、ＮＩＣＵを卒業する日がきました。涙が止まらないお父さん、満面の笑みのお母さんの横で、たっくんはきょとんとしていたのをよく覚えています。みんなで撮った写真は、たっくんご家族のＮＩＣＵ卒業写真のように思えました。写真を撮ったあと、お父さんとお母さんがＮＩＣＵのスタッフに、「ＮＩＣＵが、家族のスタートラインに立たせてくれました。これからも壁にぶつかるかもしれないけど、笑顔を忘れず、家族で乗り越えていきたいです。ＮＩＣＵで、たくさんの人たちに応援してもらったことに感謝しています」と伝えてくれました。

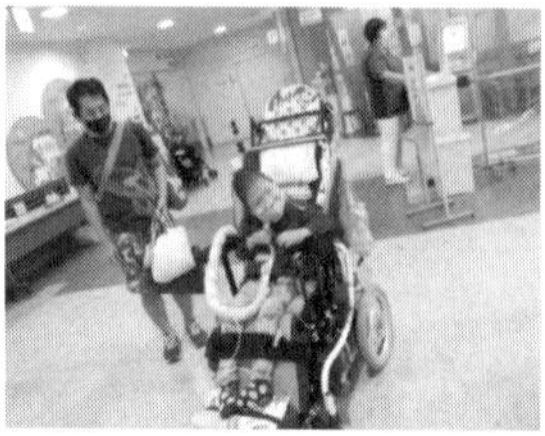

現在のたっくん。電動車椅子で行きたいところに行ける、たっくんの笑顔。

たっくんは今、小学生です。会うといつも「元気？　僕は楽しく過ごしているよ」と、伝えてくれているような笑顔を見せてくれます。最近は、人工呼吸器の管を右手で押さえ、左手で電動車椅子を操作しながら、「僕はどこにもいけるようになったよ」とニコッとしてくれました。たっくんの笑顔がこれからも続くことを、ＮＩＣＵから応援していたいと思いました。

命をめぐる話し合いが多い場所

私たちのＮＩＣＵでは、毎日さまざまな職種のスタッフが集まり、赤ちゃんの治療についてや赤ちゃんを見守るお母さんやお父さんをどう応援できるかなどを真剣に話し合い、意見を出し合っています。治療を続けていることが赤ちゃんに苦痛を与えすぎていないか、お母さんとお父さんと過ごせる時間をガマンさせすぎていないかなども話し合います。赤ちゃんに未来を届けてあげたいけど、今生きている時間も楽しませてあげたいという気持ちもあります。

病気が重かったり、治療の効果が期待しづらいときほど、私たちは厳しい状況のなかで赤ちゃんとご家族にとって、どうしたらよりよい時間を過ごせるのかを、みんなで一生懸命考えています。赤ちゃんが医療の力を借りて、楽しい時間を過ごせているのか、機械の力で苦痛を感じる時間を延ばしてしまっていないか、医療スタッフのあいだでも感じ方はさまざまです。正しい答えはない気がします。それでも、赤ちゃんやご家族の気持ちを想像しながら、赤ちゃんやご家族に向き合っています。

ご家族が赤ちゃんのためによりよいと思えることを、できることからひとつひとつ叶えていけたらと思いながら、日々みんなで治療にあたっています。ＮＩＣＵは「赤ちゃんとご家族の幸せとは何か」も考え続ける場所なのかもしれません。

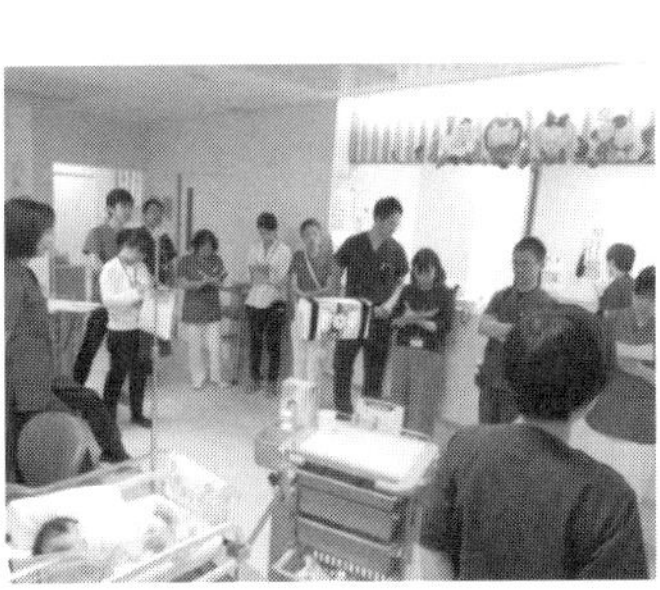

NICUの赤ちゃんとご家族のために、できることの意見を出し合っている多職種カンファレンス。

NICUの卒業のかたち

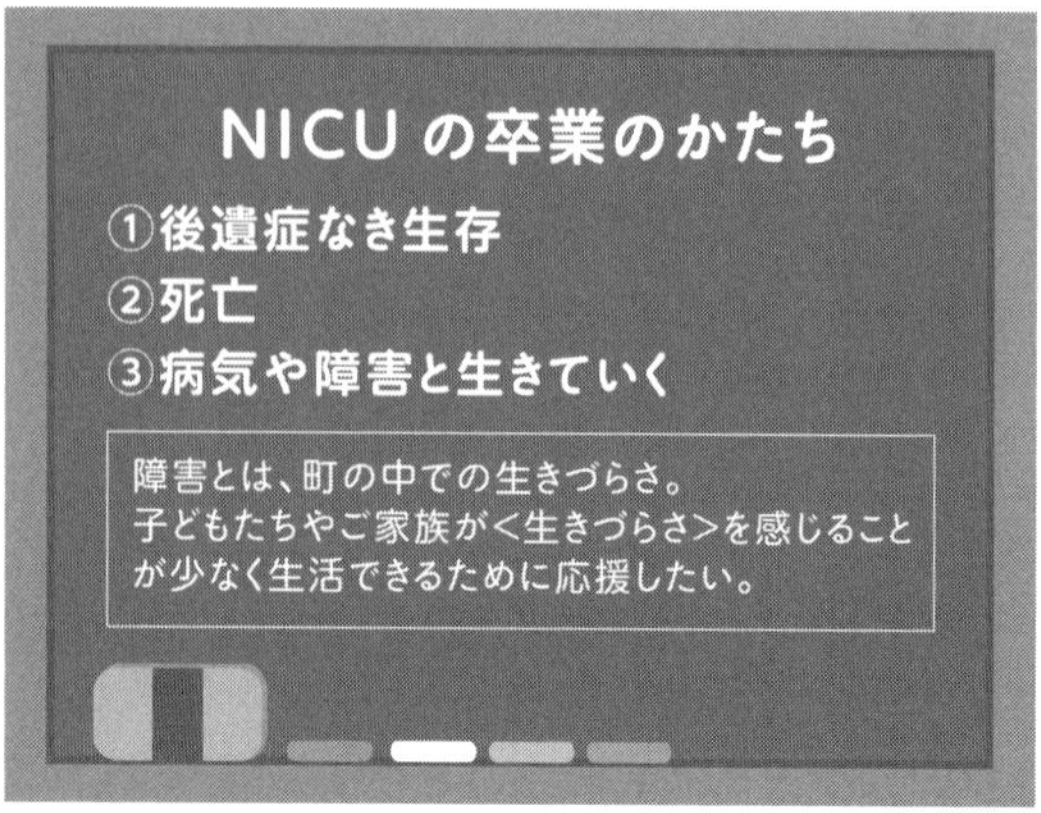
NICUの卒業のかたち
①後遺症なき生存
②死亡
③病気や障害と生きていく
障害とは、町の中での生きづらさ。
子どもたちやご家族が<生きづらさ>を感じることが少なく生活できるために応援したい。

町の中で感じる生きづらさとは

ＮＩＣＵの卒業のかたちは大きく分けて３つあります。１つ目が後遺症なき生存。２つ目が死亡。３つ目が病気や障害と生きていく、というかたちです。

ＮＩＣＵを退院するときのご家族や赤ちゃんたちの笑顔は、とてもうれしそうです。私たちはそんな笑顔が退院後もずっと続けばいいなと願いながら、病院を後にする背中を見送っています。後遺症がほとんどなく退院していく赤ちゃんたちもふえていますが、20人に1人の赤ちゃんは、NICUで人生を終えています。また、完治と死亡だけでなく、病気や障害とともに生きていくお子さんもいます。私は入院するご家族やNICUの新人スタッフに、「『障害』ってどういうことだと思いますか？」と質問することがあります。私は「障害」とは、「お子さんやご家族が感じる〈生きづらさ〉」なのかなと考えています。NICUの卒業生たちが、町の中でいやだなと思うことがたくさんあったり、ご家族がお子さんを育てるのがつらいと感じることが多かったら、それが〈障害〉だと思うのです。

車椅子や医療的ケアが必要なお子さんは、歩けなかったり、目が見えづらかったり、耳が聞こえづらかったり、町の中で〈生きづらさ〉を感じることが多いかもしれません。一方で、からだは健康でも孤独感や周囲の理解が得られず、〈生きづらさ〉を感じている人はいると思います。そういうことも〈障害〉だと思うのです。

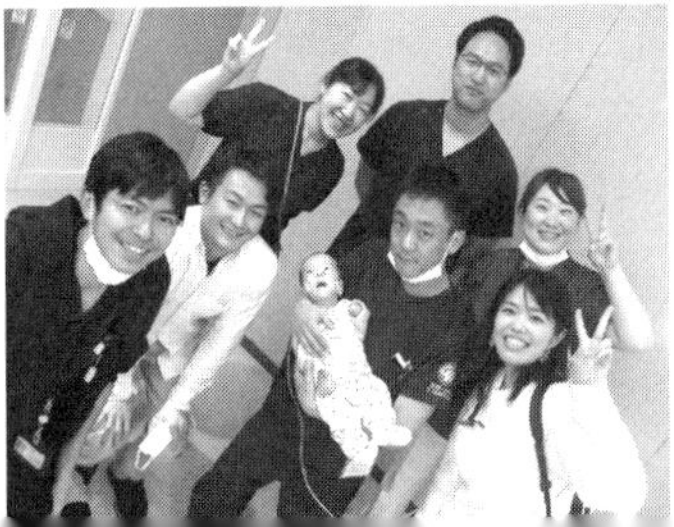

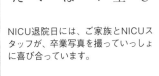

NICU退院日には、ご家族とNICUスタッフが、卒業写真を撮っていっしょに喜び合っています。

「健常者」と「障害者」という言葉がありますが、私はそういう区別はないように思います。誰かの支えが必要なのが「障害者」と考えるとすると、誰でもいずれは障害者になる日がくるかもしれません。私たちはみな、ひとりで生きていけるわけではないのです。

私たち自身が誰かにとっての「障害」かもしれない

今は千葉ロッテマリーンズの一軍打撃コーチで、元横浜ベイスターズの野球選手だった村田修一さんの息子さんであるじゅんやくんも、私たちのNICUに半年間入院していました。NICUを退院したあとも、しばらくのあいだ、苦しくならないために酸素を取り入れるチューブを顔につけて、酸素ボンベを携帯しながら生活していました。

退院後に村田さんは、「NICUには息子と同じように鼻にチューブをつけている赤ちゃんたちもたくさんいるし、『かわいい』と言ってくれる病院の人たちもたくさんいたから、〈障害〉があるなんて全然感じなかった。でも、退院して町に出て息子といっしょに歩くと、酸素チューブをじろじろ見る子どもがいたり、『変なの！』と言われたり、逆に目を背けて見ないようにする大人もいた」と言っていました。そういう視線や言葉をつらく感じ、「息子はＮＩＣＵですごく頑張った子なんだ」と伝えたい気持ちになったそうです。

町の中には車椅子で移動する人たちはたくさんいますよね。電車などに乗るときに、車椅子の人たちを邪魔に感じたり、逆に目を向けなかったことはありませんか？　みなさんも町の中で、病気や医療的ケアとともに生活している人たちの〈障害〉になっていたことがあるかもしれません。自分は健康でよかったと思うだけでなく、自分は誰かの〈障害〉になっていないかと想像したり、誰かが向き合っている〈障害〉を少しでも減らせるように、ともに生きようと思える人になってくれたらと願っています。

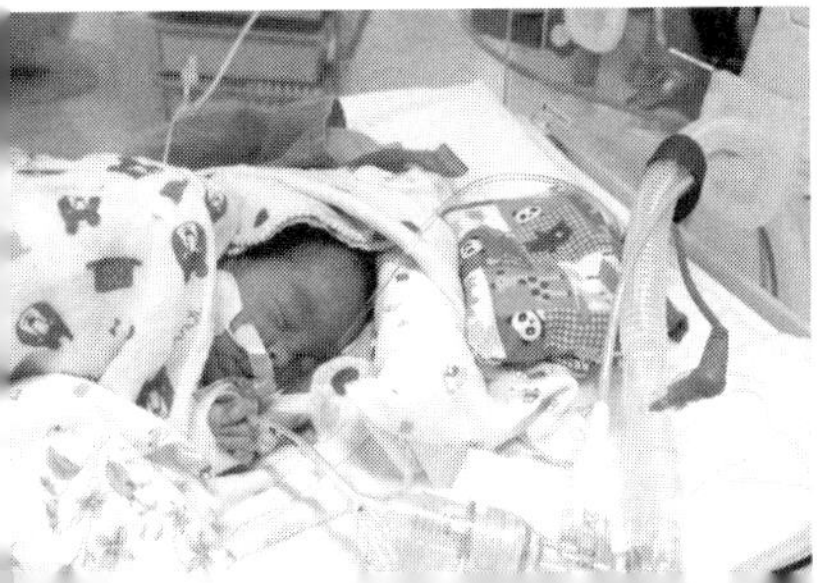

たくさんの人に応援されながら、頑張って生きようとしているNICUの赤ちゃんたち。

教師であり
NICU卒業生ご家族のインタビュー

小学生にも命の大切さが十分伝わる授業です

横浜市立
富岡小学校
恒吉信一さん

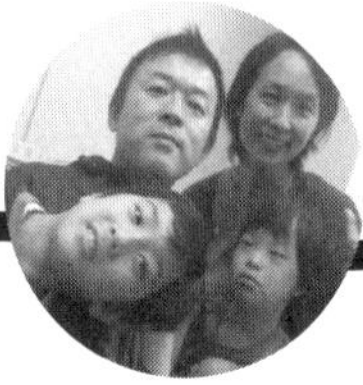

障害児の親だからこそ伝えたいこと

豊島先生から、私がかつて勤めていた小学校6年生に向けて行う「命の授業」を、朝のテレビ番組が取材するという話をされたのは、何年ぐらい前になるでしょうか。小学校で命の授業を開催したのは初めてだったと思います。小学生には少し難しいかなと思いましたが、感想文を見ると「命の大切さがわかりました」とか「医者になりたい」と書いていた子もいて、結果としてよかったと思いました。

2回目にお願いしたのは3年半ぐらい前。現在勤務している富岡小学校で、やはり6年生に向けて授業をしてもらいました。授業は、子どもたちがすぐに引きこまれるような内容にかなり変わっていました。

講演中、豊島先生から「当事者としてお話ししてください」とマイクを渡されました。実は、私にはダウン症の長男けいたがいて、NICUにお世話になったことがあります。命の授業では「生まれた子がダウン症だとわかって、病院から学校に帰る車中で泣いたお父さんのエピソード」が語られていますが、それは私のことです。公の場で自分の想いを初めて話すことになり、当時のことを思い出したら感極まってしまい、不覚にも子どもたちの前で涙してしまいました。

子どもたちはかなり驚いたようすでしたが、それだけに深く心に刻まれたようで、講演後には「医療に関係する仕事に就きたい」「普通に生まれてきてあたりまえだと思っていたけれど、実はそうではなくて大変なことなんだ」「病気を抱えている子を取り巻く家族は、すごい深刻なことがわかった。だからこそ命を大切にしなくてはいけないと思った」というような感想がたくさん寄せられました。

長男は生まれて間もなく一過性骨髄異常増殖症《いっかせいこつずいいじょうぞうしょくしょう》（※2）を発症したり、白線ヘルニア（※3）だったり、片時も気が抜けない日々

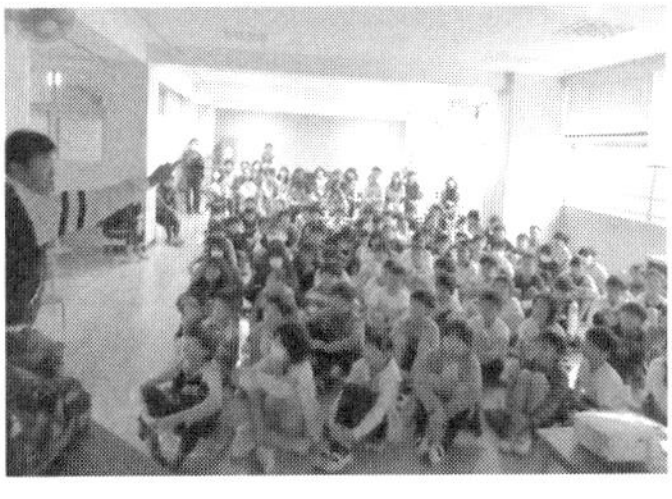
当事者としても話をさせてもらった、富岡小学校での「NICU命の授業」のようす。

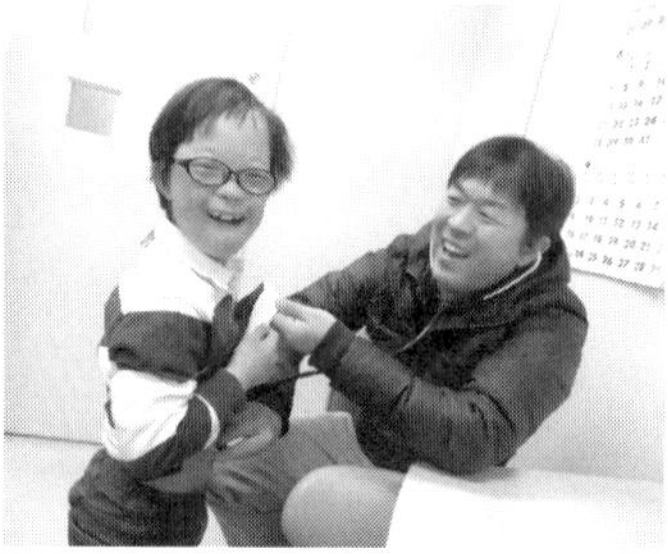

フォローアップ外来で、私が聴診器をあてると喜んでいた長男のけいた。

が続きました。亡くなるかもしれないという状況から脱したときは心底ほっとしたものの、重度の知的障害をともなう、ダウン症で聾《ろう》唖《あ》の子の命を守っていかなくてはならない。コミュニケーションはとれないし、突然家から飛び出していなくなってしまうので目が離せない。大変なことのほうが圧倒的に多いのです。正直に言えば、落ちこんでしまうこともあります。

けれど、だからこそ自分の教員としての幅が広がったともいえます。個別支援学級の保護者の方の想いが以前よりわかるようになり、特別支援学校の教員とも話せるようになったので、健常者の世界からは見えない違った角度からの助言や考えを提案することができるようになりました。そういった意味では、私は長男の命のおかげで、生かされているのだと思っています。

※2　一過性骨髄異常増殖症　ダウン症をもつ新生児の10〜20%にみられる一過性の血液の異常。
※3　白線ヘルニア「白線」と呼ばれる腹直筋の筋膜の欠損が原因で起こるヘルニア。

NICU卒業生ご家族のインタビュー

命の最前線のようすをあたたかく伝え続けてほしい

神奈川県
保健師
恒吉裕子さん

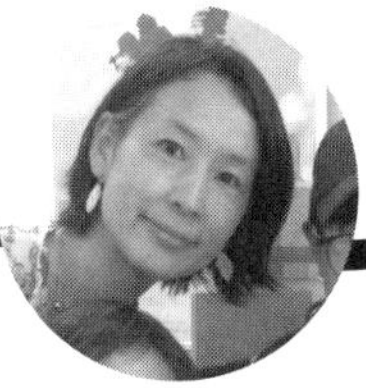

子どもたちの心に響く講演

私は神奈川県で保健師をしています。息子のひとりは、夫（P72の恒吉信一さん）の話に登場するダウン症の長男けいたです。豊島先生が主治医だったこともあり、夫の学校で開催された「命の授業」は2回とも聞いています。

子どもたちの感想で鮮明に覚えていることがあります。「きょうだいげんかをしたとき、簡単に『死んじまえ』とか『おまえなんて、いなくなっちゃえ』とか言っていたことがあったんだけど、すごい申し訳ない気持ちになった」と素直に発言していたことです。子どもは体感的に講演の内容を理解したのだと感じました。

私は保健師として以前から当事者目線を大切にしているつもりでしたが、聴覚障害があり、知的障害もあるダウン症の子どもの母親になったことで、これまで見ていたのは患者さんやご家族の一部分にしかすぎなかったことに気づかされました。そこで、今後は障害があってもなくても、ともに生きていくことを考えられないだろうかと思うようになりました。

♡長女の小学校でも実施できた命の授業

けいたには、3歳上の姉と2歳下の弟がいます。長女が通っていた横浜市立瀬ケ崎小学校では、4年生のときに「2分の1成人式」をすることが恒例になっていました。そこで、長女も含め「2分の1成人式」を迎える子どもたちに、豊島先生の命の授業を聞いてもらいたいと思っていました。そのとき長女の担任の先生の奥様が、たまたまNICUの看護師さんであることを知ったため、担任の先生に豊島先生のお話をしたら「やりたいです」

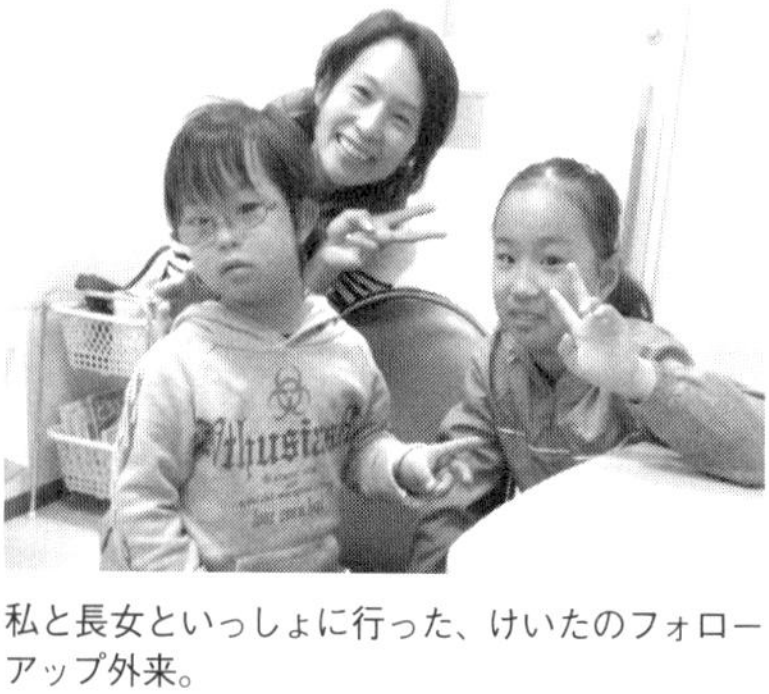
私と長女といっしょに行った、けいたのフォローアップ外来。

と力強いお返事をいただきました。こうして娘の小学校でも命の授業を行うことができたのでした。

豊島先生からは、「命は大切」という言葉は一度もありませんでしたが、子どもたちからは「18トリソミーやダウン症、亡くなってしまう赤ちゃんは、みんな頑張ってきた赤ちゃんだということを知りました」「大人になって病気のある赤ちゃんが生まれてきたとしても、今日先生が話してくれたNICUにいるお母さんたちみたいに、大切に育てたいと思いました」といった印象的な感想を聞くことができました。誰もが子どものころに豊島先生の命の授業のような話を聞く機会があり、「ともに生きることは、人それぞれの違いを認め合い、応援し合うこと」に気づくきっかけがあるといいなと思っています。

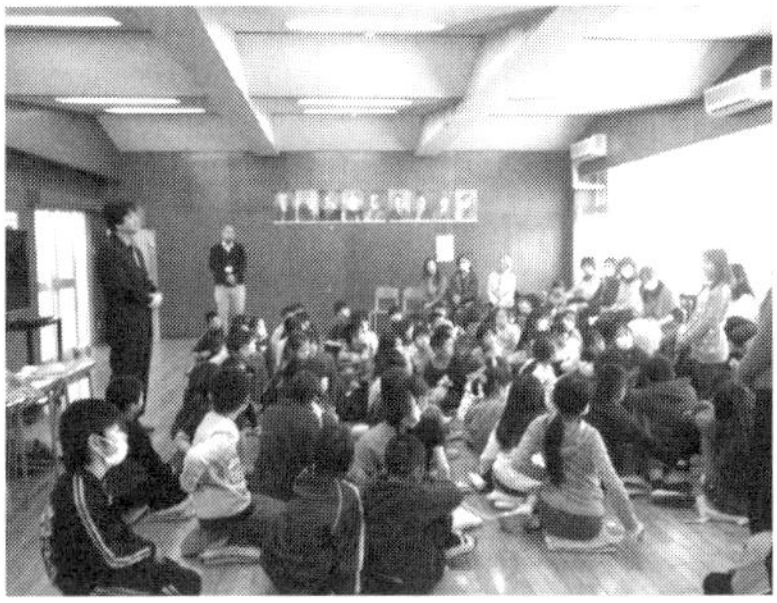

印象的な感想もたくさん聞けた、長女が通っていた瀬ヶ崎小学校で行われた「NICU命の授業」。

NICUを応援している人たちからのMessage ①

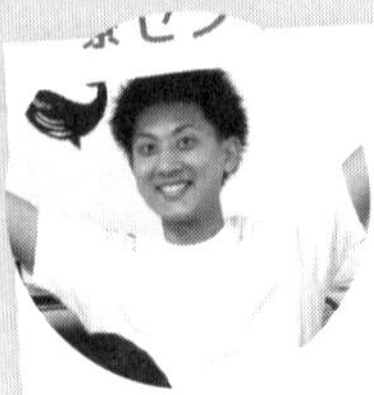

会社員
成川潤さん

NICUに愛着をもってもらいたい 少しでも喜んでもらえたら何より！

息子の誕生から２週間後、私たちは神奈川県立こども医療センターに救急車で運ばれました。以来、いろんな不安や困難を、豊島先生やスタッフの方々に支えられて乗り越えてきました。その恩返しのために、アンバサダーを立ち上げ、インスタグラムのハッシュタグを作ったり、NICUで家族写真の撮影会をしています。みなさんに、少しでも喜んでいただけたらうれしいです。これからも微力ですが、活動を続けていきたいと思います。

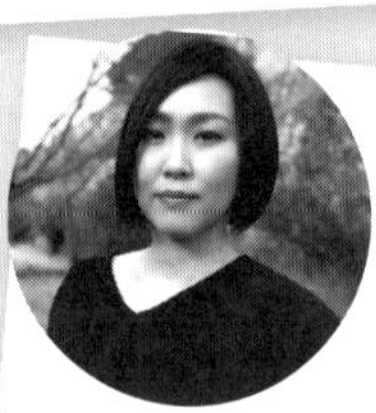

Baby Storia代表
谷山綾子さん

息子がNICUで過ごした経験から低体重児用の肌着を製作

息子は早産で生まれ、４ヵ月間NICUで過ごしました。不安や戸惑いもありましたが、豊島先生やたくさんの方に支えられ、息子の成長を感じることができました。今は患者家族として、NICUで過ごすご家族が、赤ちゃんを愛おしく、生まれてきてよかったと思えるように、低体重児用の肌着の製作やファミリーフォトを通してNICUを応援しています。これらの活動が、患者家族どうしの交流やつながりのきっかけになればと思っています。

第4章…NICU命の授業

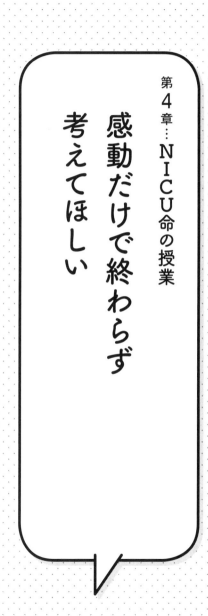

感動だけで終わらず
考えてほしい

Episode 5

あなたならどう思う？ この写真の赤ちゃんのこと、かわいいと思えますか？

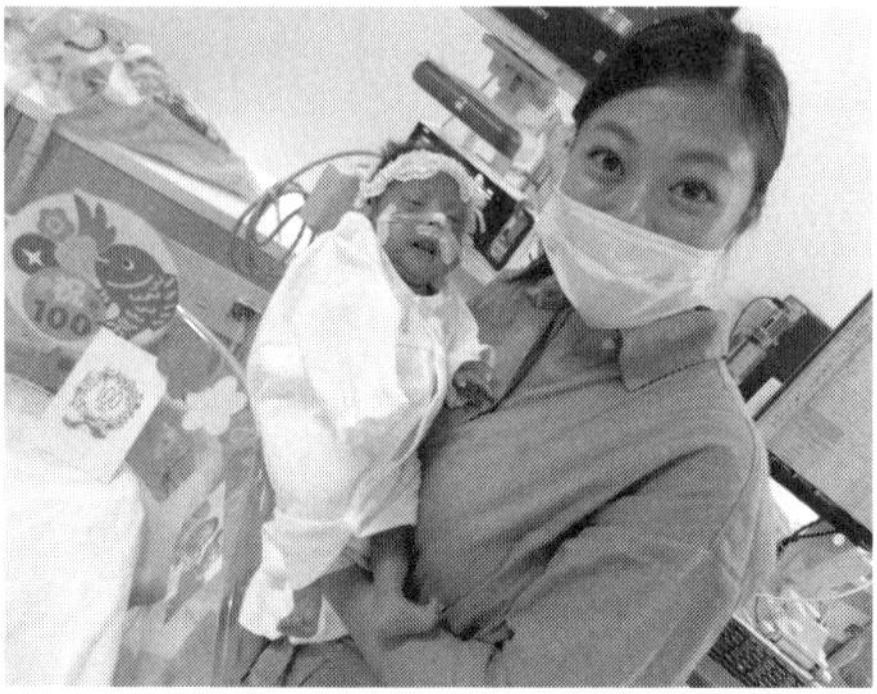

先生：顔にチューブをつけていたり、ほかの子と違うようすを見て、どう思いますか？

生徒：かわいいと思う。

先生：ちょっと違うところがあっても、赤ちゃんがかわいらしいことに気づいてくれてありがとう。NICUのスタッフは、いつも「赤ちゃんたちやご家族の笑顔を守りたい」という気持ちでいます。少し違うところがあっても、NICUを卒業した子どもたちと仲よくしてくれたらうれしいです。

豊島先生からのメッセージ

もし町で顔にチューブなどをつけている子たちと出会ったら、目を背けず、かわいいと思ったらお父さんやお母さんに「かわいいですね」と伝えてあげてください。お父さんもお母さんも、きっとうれしいと思います。

私たちは命を救うだけでなく、その後も赤ちゃんとご家族が笑顔で暮らしていけるように応援したいと思ってます。早産で生まれたために抱えてしまうかもしれない後遺症を少しでも防ぎたいと、日々試行錯誤しながら治療をしています。そして、よりよい未来を、赤ちゃんたちに届けたいと思い頑張っています。

でも、どんなに集中治療を頑張っても、早産や生まれつきの病気をなかったことにはできません。やはり、何らかの後遺症とともに生きていく子どもたちとご家族はいます。こども医療センターがある横浜市周辺では、さまざまな医療的ケアとともに生活する子どもたちを、町でよく見かけるかもしれません。ＮＩＣＵの卒業生たちを知らない人は、見慣れない子どもたちのようすに、どう接していいのか戸惑うこともあると思います。自分との違いばかりに目がいくと気づけないですが、子どもたちの笑顔がかわいいことには変わりはありません。病気や医療的ケアとともに生きる子どもたちとご家族にも、みんなでやさしくできる町になってくれたらいいなと思って、学校で授業をしています。

NICUの卒業はゴールではなく、ご家族のスタート

精いっぱい頑張る姿を認めてあげたい

元プロ野球選手の村田修一さんがお父さんで、NICU卒業生のじゅんやくんは712gで生まれ、NICUに半年間入院していました。小学生のころ、お母さんとお父さんがフォローアップ外来で運動会のようすを伝えてくれました。じゅんやくんは、徒競走でビリから2番目だったそうです。それに対して、お母さんとお父さ

じゅんやくんご家族の日々をつづった、元プロ野球選手の村田修一さんのご著書『がんばれ!!小さき命たちよ』。

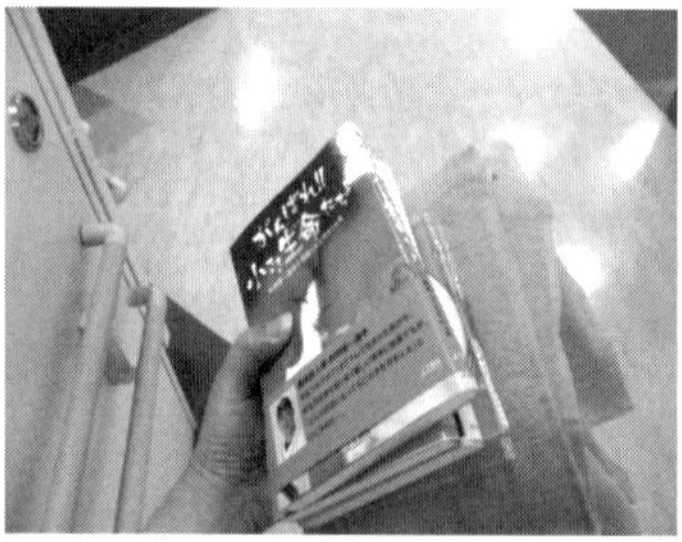

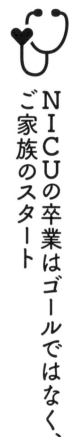

んは何と声をかけたと思いますか？

「きみが小さく生まれたころ、豊島先生に『歩けないかもしれない』と言われていたんだ。だから、運動会で最後まで走り抜いただけでも、すごいことだと思ってうれしかったんだよ」と伝えたそうです。そのことを話してくれたお母さんとお父さんの笑顔に感動し、その言葉にうれしそうな表情のじゅんやくんに、「すてきなお母さんとお父さんのもとに生まれてよかったね」と伝えました。

その子なりに頑張っていることに気づき、ほめてあげることは、子どもが自信を失わずに生きていくために何より大切だと、そのとき思いました。一番になることはもちろんすばらしいことですが、一番だけがほめられることでもないと思います。早産や病気とともに成長している子どもたちが頑張っていることを、私たちはすごく褒めてあげたい。それぞれの頑張りに気づいてくれる友達や先生に出会えるといいねと、ＮＩＣＵから願っています。

それぞれの違いは「個性」や「特性」

みなさんのなかにも、めがねをかけている人は多いと思いますが、めがねをかけていても「障害者」とは言われませんよね。でも、顔にチューブをつけていたり、耳に補聴器をつけていたり、気管切開でのどに穴を開けてチューブを入れていたり、車椅子に乗っていたりすると、「障害者」と思ってしまう人は多いと思います。

目が悪いなら、めがねをかけて見やすくなった方が快適に過ごせるのと同じで、耳が聞こえづらいなら補聴器、自分の足で歩くことが難しいのなら車椅子、自分の口や鼻で息をするのが難しいのなら気管切開などの助けを借りて、町で生活しているＮＩＣＵ卒業生の子どもたちがいます。また、体格が小さかったり、どうしても太ってしまう体質があったりする子どもたちもいます。さまざまな医療的ケアも、人とちょっと違う体質も、私はその子たちの「個性」だと思うのです。

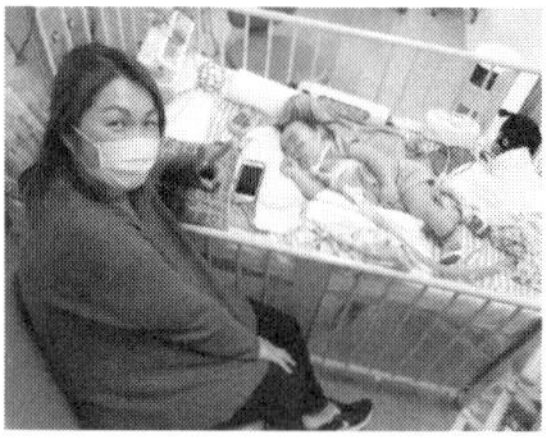

人工呼吸器の力を借りて、
NICUで頑張る赤ちゃん。

それぞれの違いを「個性」や「特性」と理解して、ともに生きていこうと思ってくれる人たちがふえたらいいなと思っています。

ドラマとは違う現実の町

ドラマ『コウノドリ』シーズン2の第3話で、NICUの同窓会シーンに、こども医療センターのNICU卒業生とご家族がたくさん出演しました。産婦人科医のサクラ先生が弾くピアノのコンサートで、最前列で聞いているNICU卒業生とご家族の役を演じてくれていました。

感動的なシーンでしたが、現実ではほとんどめぐり合わない光景ではないかと思います。健康なお子さんたちと医療的ケアのあるお子さんたちが、いっしょに音楽を聞けるような機会は、残念ですが少ないのが現実です。車椅子や人工呼吸器などが発する音や、コンサートでじっとしていることが難しい子どもたちとコンサートに参

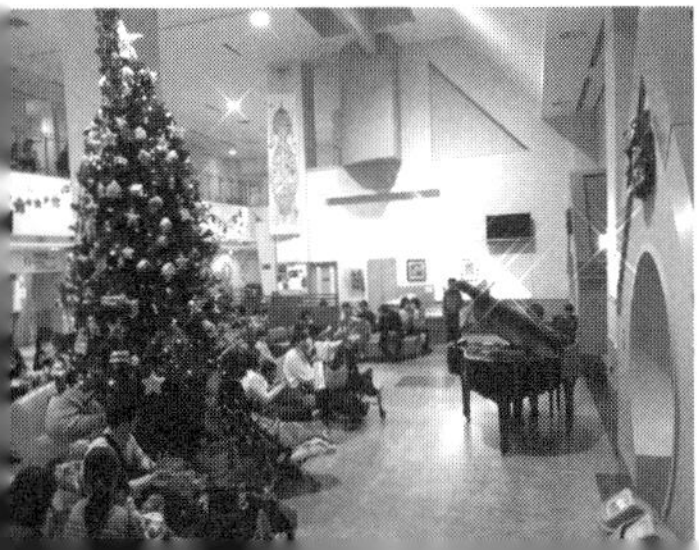

こども医療センターのロビーで行ったクリスマスコンサート。

加することは、迷惑がられてしまわないかと不安で、ご家族も遠慮してしまうことが多いようです。

実際に、この同窓会シーンの撮影では、エキストラに集まっていた健康なお子さんやご家族が、自分たちとは少し違うＮＩＣＵ卒業生たちに戸惑っているように見えました。ドラマと同じように個性や特性が少し違う子どもたちと、音楽やスポーツを楽しむ機会を、いつの日にか実現できたらと思っています。

あたりまえの世の中に

こども医療センターの1Ｆには、コーヒーショップがあります。この店に子どもたちにとてもやさしくて、ＮＩＣＵ卒業生のご家族にも人気のアルバイト店員さんがいました。「こども医療センターに通う子どもたちに、いつもやさしくしてくれてありがとう」と伝えたとき、その店員さんにはダウン症の弟さんがいて、小さいころからこども医療センターに通っていたのだということを話してくれました。弟さんの外来通院につき添っているうちに、「ここでアルバイトしたい」と思うようになったのだそうです。当時は小児科医をめざしている医学生でしたが、今は小児科医になって頑張っています。

こども医療センターでは、病気や障害とともに生きる子どものごきょうだいたちが、成長して医療者になってくれることがふえてきています。病気や障害とともに生きるきょうだいを見守るお母さんやお父さんの背中を見て育ち、応援する医療者に出会うことも多いため、自分もそういう子どもたちを応援する人になろうと思い、志してくれるのかもしれません。

病気や障害とともに生きる人が身近にいる人たちは、それがあたりまえのように成長していきます。そして、そういう人たちが医療者になってくれると、とても心強いスタッフになってくれます。いつでも患者さんやご家族にやさしく接し、自然とうれしくなるような支え方もできるているように思います。

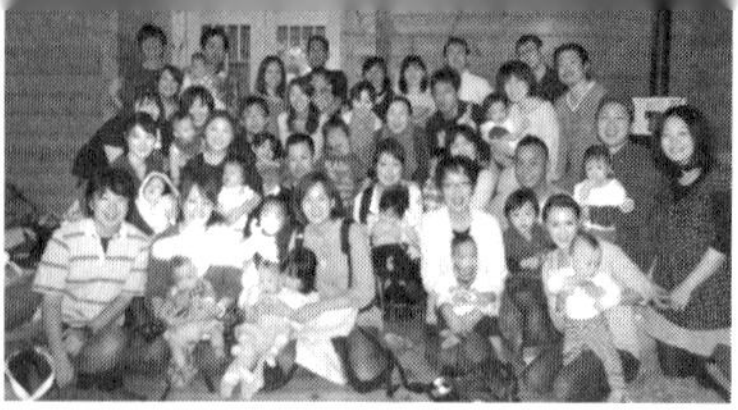

みんなで楽しくバーベキューをしているNICU卒業生の集い。

赤ちゃんたちの頑張りとご家族の力強さを見習いたい

こども医療センターのNICU卒業生のご家族は、自発的に集まってバーベキューなどをいっしょに楽しみ、みんなが笑顔の写真を送ってきてくれることがあります。集まった卒業生のなかには、後遺症なく生活している子もいれば、医療的ケアなどとともに生活している子もいます。また、写真を見ると、まだ長期入院が続いているご家族や、お子さんが亡くなられたご家族も参加していることに気づきます。自分の子どもをほかの子どもとくらべて、いいとか悪いとか考えているようだったら、こういう集まりはないだろうなと思います。それぞれの頑張りや成長を喜び合えるからこそ、こういう風に集まれるのかなと思うと、ご家族のやさしくて力強い笑顔を讃えたい気持ちになります。

どのご家族もNICUに入院したころは、〈この世の果て〉にたどり着いてしまったかのように、つらそうな表情だったことを覚えています。NICUでさまざまなことに向き合い乗り越えてきた先に、どのご家族もすてきな笑顔を身につけていくように思います。いわゆる障害者の親御さんかもしれませんが、そういう人たちから気づかされたり、教えてもらったりすることはたくさんあり、かっこよく生きていたり、尊敬したいと思える人たちもたくさんいます。

私はこれまで80回以上、いろいろな学校で命の授業をしてきましたが、そのなかでいちばん驚いた感想を、ここに紹介させてもらいます。中学2年生の生徒さんが、授業が終わったあとにパッと立って伝えてくれた言葉です。「NICUの赤ちゃんやご家族をかわいそうと思うのは違うと気づきました。赤ちゃんたちの頑張りとご家族の力強さを、自分たちは見習うべきだと思いました。そして、今は元気な自分たちだからこそ、そういうことに感謝しつつ、自分たちがいっしょにできることは何かを考えていきたいです」と話してくれたことには感動しました。こんな風に授業を受け止めてくれる人が、1人でも2人でも

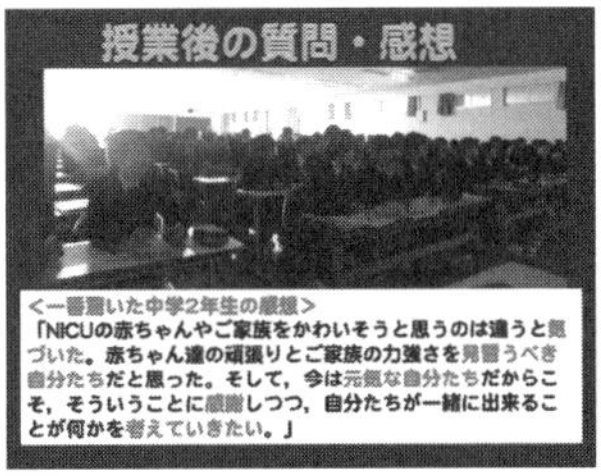

毎回命の授業で紹介している、私を驚かせた生徒さんの感想。

いるのなら、できる限り授業を続けていきたいと思った日でした。

卒業してからも生きやすいように

私たちのNICUには、1年以上入院しているお子さんとご家族もいます。後から入院してきたお子さんとご家族が、先に退院していく姿を見ると、きっとつらくなることもあると思います。そのようなときはご家族に「朝のこない夜も、春がこない冬もありません。永遠に入院し続けたお子さんとご家族もいません。いつかは、それぞれに卒業の日を迎えます。その日まで、NICUでご家族の日々を積み重ねるのを応援します」と伝えています。

早産であっても、生まれつきの病気であっても、後遺症とともに生きることになったとしても、お子さんたちがNICUを卒業して、成長する姿や笑顔を見られることが、私たちの何よりの喜びであり、NICUでくじけず働き続ける原動力になっています。そして、子どもたちやご家族によりよい未来を届けられるよ

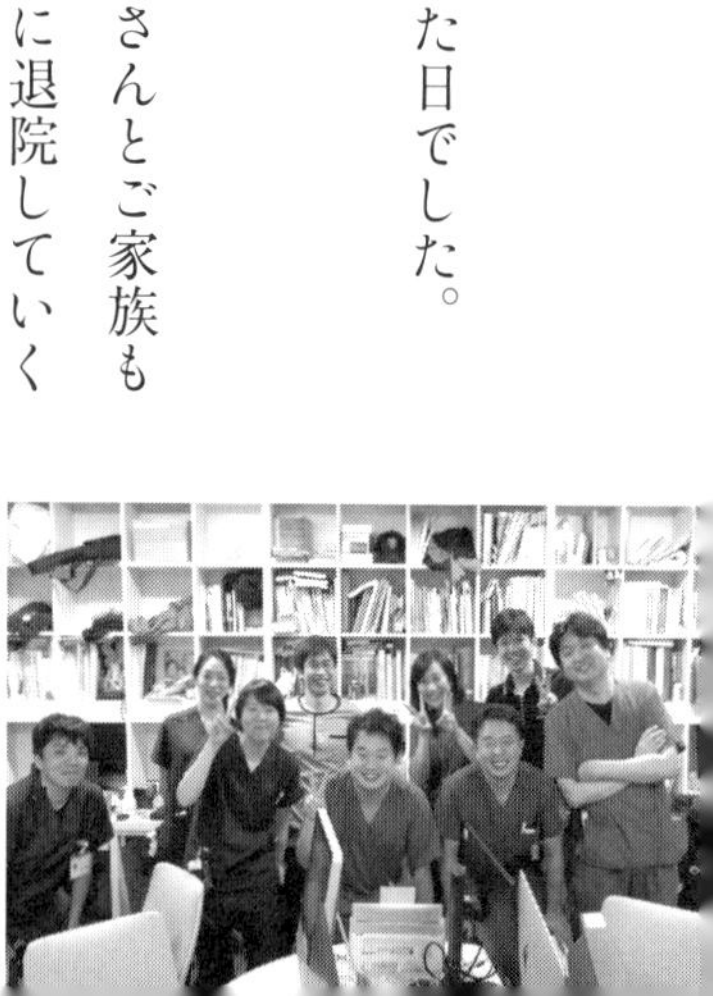

NICUスタッフは、いつでも赤ちゃんとご家族のことを第一に考え、働いている。

うに、ＮＩＣＵで頑張り続けたいと思っています。

だからこそ、そんな子どもたちとご家族がＮＩＣＵを卒業して暮らしていく町が、〈やさしい町〉であってほしいと願っています。また、病気や障害とともに生きる子どもたちとご家族を応援できるのは、医療者だけはないとも思っています。みなさんには病気や障害とともに生きる人たちを、それぞれの場所で応援できる人になってもらえたらうれしく思います。

子どもを大切にできない国に未来はないと思います。今、私は大人だから、子どもたちを大切に守りたいと思っていますが、みなさんにも身近な子どもだけでなく、どんな子どもにも自然とやさしくできる人になってもらえたらいいなと思っています。

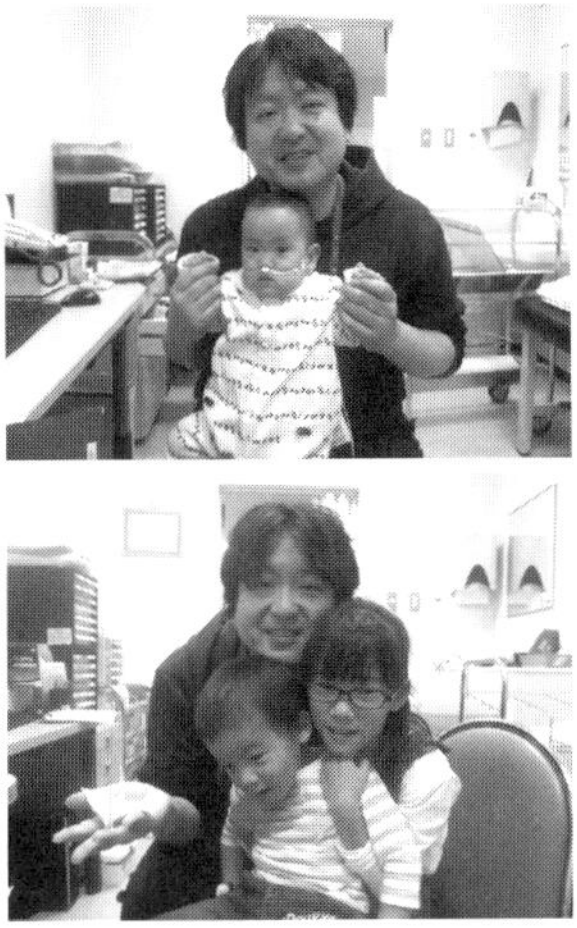

フォローアップ外来で、元気な姿を見られることが何より楽しみ。記念写真を撮ることもしばしば。

教師であり
NICU卒業生ご家族のインタビュー

生徒たちが真剣に聞く姿が深く記憶に残っています

横浜市立みなと
総合高等学校
多田優子さん

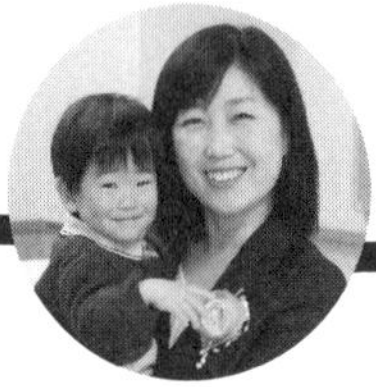

1日3回の講演が実現

私が初めて聞いた「命の授業」は、かつて同じ職場だった仲間が、異動先の中学校で開催したものでした。当時私は育休中で、赤ちゃんだった息子を抱いて保護者に交じって講演を聞きました。その内容に感動し、自分が勤める学校でも命の授業を開催できたらいいなと思いました。

私は腎臓に持病があり、医師からは「出産は大きなリスクをともなう」と言われ、妊娠中は慎重に経過観察を行っていました。それでも妊娠によるからだへの負担は大きく、24週目で妊娠を続けることが難しくなり、25週で出産を迎えました。こども医療センターのNICUが満床だったため、横浜市立大学附属市民総合医療センターのNICUへ。624gでしたが、息子は無事に生まれてきてくれて、それだけで御の字でした。

NICUを卒業するまでは4ヵ月弱。幸い大きな後遺症はありませんでした。

そして命の授業の開催を思い描きながら、勤めていた横浜市立横浜総合高校に復職しました。横浜総合高校は午前・午後・夜間の3部制の定時制高校です。生徒は入れ替わって授業を受けるため、豊島先生に命の授業を依頼するとなると、1日に3回の講演をお願いしなくてはなりません。引き受けてもらえるだろうか。NICUで働く先生方の忙しさもよくわかっていたので心苦しかったのですが、思いきってお願いしてみました。

すると豊島先生は快く引き受けてくださったのです。その日、先生は午前中講演をして一度病院に戻り、また午後に来て生徒たちに講演し、再び病院に戻ると夜間の部に合わせて、学校に来てくれました。学校から病院までさほど遠くないとはいえ1日3往復し、後日先生のブログを拝見したら、講演の合間になんと診療や研修までこなしていたのです。頭が下がりました。おかげで約900人の在校生全員と教員が講演を聞くことができました。それが2015年のことです。

思いやる心の種をまく活動

学校としては毎年1回「保健教室」のような位置づけで、こうした講演を行う機会があったのですが、豊島先生の「命の授業」での生徒の反応は、それまでの講演では見られないものでした。生徒は水を打ったように真剣に聞き、なかには泣きながら聞いている生徒もいました。講演後に書いてもらった感想も、普段は1行程度しか書かないのにぎっしり書いてくる生徒もいて、目を通した担任が「この子がこんなことを考えていたのか」とびっくりしたくらい。

定時制高校には、どちらかというと社会で弱者の立場に置かれた経験があったり、心に傷を負っていたりする生徒も在籍しています。そんな理由もあるのか「私が家族だったら」「私の弟だったら」と赤ちゃんや親御さんたちを思いやり、寄り添うような感想を書いた生徒が多かったように思います。新鮮な驚きでした。その後、異動した横浜市立みなと総合高校でも、全校生徒に向けて命の授業

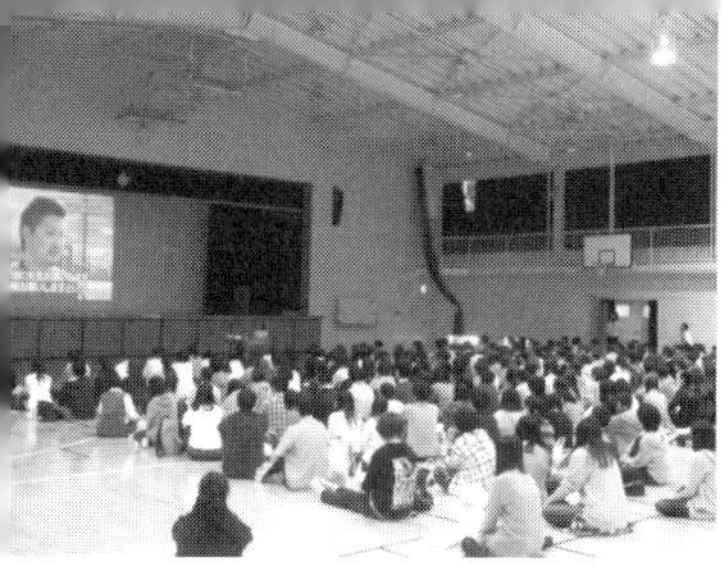

横浜市立横浜総合高校で、1日3回、全校生徒約900名に講演していただいた「NICU命の授業」。

を実施していただきました。

私事ですが、息子の出産予定日は7月でした。ところが、実際に生まれたのは4ヵ月近く早い3月下旬。本当なら年長さんなのに、昨年小学校に入学しました。学年が1つ繰り上がった状態となり、小さなからだに大きなランドセルを背負い、頑張って通学しています。就学猶予の制度もありますが、あまり認知されておらず、利用するのはハードルが高いと感じました。就園や就学にあたっては、NICUにいた子どもたちが、それぞれに合ったサポートを受けられるようになれば、と思っています。

命の授業で印象に残るシーンや言葉は、生徒によってそれぞれ違うと思うのですが、自分が親になったとき、子育てで悩んだときなどに、NICUで過ごした赤ちゃんたちを通して、生きる価値について、あんな話を聞いたなと思い出してほしい。豊島先生は、そういう種をまいてくれているのだと思っています。

?

生徒から豊島先生への質問タイム

「命の授業」では、最後に生徒から豊島先生への質問タイムを設けています。ここで、そのQ&Aをいくつか紹介します。

Q なぜ医師になろうと思ったのですか。

A 中学2年生のとき、同級生が病気で亡くなりました。何もできない無力感から、そういうときに支えになれたらと思いました。大人はタバコを吸ったり、お酒を飲みすぎたり、自分の不摂生で病気になることがあります。でも、子どもは自分が悪くなくても、病気になることがあります。そういう子どもたちのために、小児科医になろうと決めました。

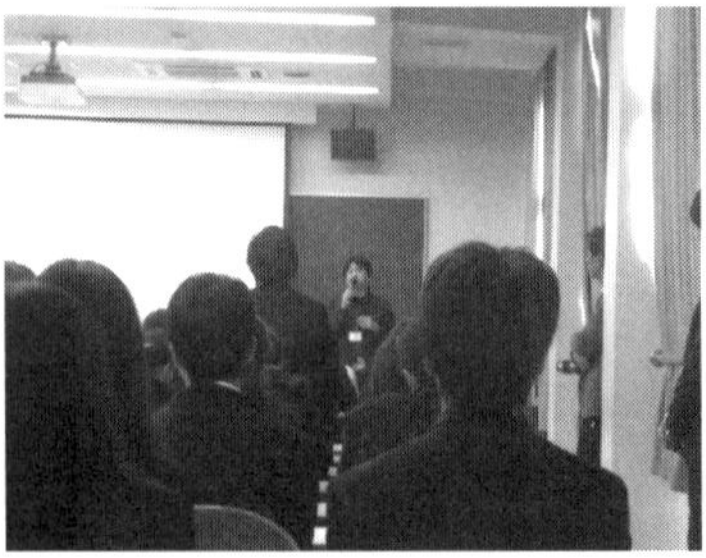

命の授業の最後には質問タイム。多くの質問が寄せられるとうれしく感じる。

Q　一番やりがいがあると思うことは何ですか。

A　病院は医師だけでなく、看護師さんや理学療法士さん、栄養士さんなど、いろいろな職業の人が働いています。こども医療センターで働いている人たちはみんな、子どもをかわいいと思っているし、子どもが成長するのを見守っていくのがうれしいんです。それがきっとやりがいですね。少し大変で、ラクな仕事ではないけれど、自分たちが頑張ることで誰かが笑ったり、喜んだりしてくれたりするのをうれしいと思える人が、こども医療センターに勤めているんだと思います。いろいろな職業があるけれど、どんな仕事も「どこかで喜んでくれる人がいる」から頑張れ、それがやりがいになる気がします。

Q　なぜ、コウノトリが赤ちゃんを運んでくるというのですか。

A　昔から子どもは「授かりもの」といわれて、自分ではコントロールできない何かがあるのかなと思うと、「コウノトリが運んでくる」といわれるのも、その通りかもしれないと思うときがあります。それと、早産や病気があっても大切に育ててくれるだろうと思える親御さんに、神様がそういう赤ちゃんを託しているように思うこともあります。

Q

これまで、命を救ってあげられなかった赤ちゃんもいたと思うのですが、どのように気持ちの整理をつけているのですか。

A

やはり赤ちゃんが死んでしまったら悲しいし、赤ちゃんが後遺症とともに退院するときは切なくて、つらい想いでいっぱいになることもあります。子どもたちが亡くなってしまうことは、このうえなく悲しく整理なんてつけられないです。

でも、亡くなった赤ちゃんは悲しみだけを残しているわけではありません。ある亡くなってしまった男の子の妹さんは、大きくなってからNICUを訪れ「新生児科医になりたい」と言って医学生になりました。人の死は終わりではなく、必ず何かを残してくれます。そういう気づきを、これからもご家族に伝えたいし、私たちが悲しみに心折れることなく、NICUで働き続けられる支えにもなっている気がします。

Q

発達障害は、お母さんのおなかの中にいるときからわかるのですか。

A

赤ちゃんの性格がおなかの中でわからないように、発達障害かどうかもおなかの中ではわかりません。発達障害は病気ではなく、すごく得意なこととすごく苦手なことがあるといった、アンバランスさのある個性だと思います。いいところにまわりが気づいてあげると、すごい能力を発揮するけど、苦手なことを怒られると自信を失くしてしまうかもしれません。発達障害と呼ばれる個性が、才能を発揮するのか、生きづらさを感じてしまうのかは、まわりの人の応援によっても変わってきます。だから、おなかの中でわからなくてもいいのかなと思います。

Q

町で障害のある子に会ったときなど、自分に何かできることはありますか。

A

町でそういう子に会ったら、じろじろ見たり、避けたりしないで、すごく頑張っているお子さんとご家族だなと思って、見守ってあげてください。かわいいと思ったら、「かわいいですね」と声をかけると、ご家族はうれしいと思いますよ。困っていることがありそうなら、「手伝うことはありますか」と、聞いてみてはどうでしょうか？

でも、難しいようなら何もできなくてもいいのです。「何かしてあげられることはないかな」と考えることは、やさしい気持ちからですし、とても大切なことですね。そう思ってくれてありがとう。

NICUを応援している人たちからのMessage ②

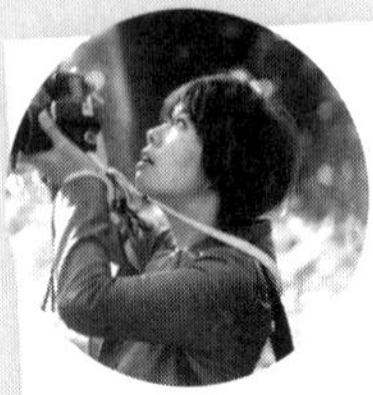

フォトグラファー
諏訪友理さん

残せてよかったと思える写真を撮影をしながらNICUを応援

NICUという場所がただ治療をするだけではなく、家族が家族になっていくために過ごせる場所に…という部分に感動し、NICU専属フォトグラファーとして月に一度ボランティア撮影をしています。赤ちゃんの成長を喜び合える1人の「人」として寄り添う、豊島先生や看護師の方々の姿には毎回心を打たれます。この場所で生まれる空間と時間と笑顔を残すお手伝いができていることは、とても幸せであり、私の誇りです。

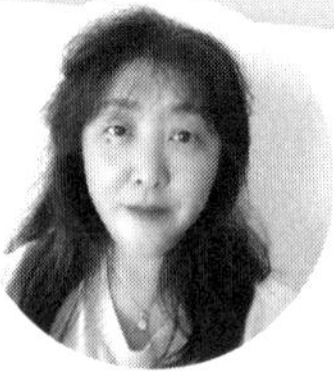

ISA国際スクラップブッキング講師
富士村一代さん

写真をかわいくデコレーション笑顔で思い返せるアルバムに

NICUで過ごす赤ちゃんの姿を写真に残すことに、抵抗がある人もいるかもしれません。でも、少しずつでも成長していく、あっというまのかわいい赤ちゃんのときを写真に残し、アルバムにして家族で思い出を作ってほしい。「スクラップブッキング」は、写真をかわいい紙に貼り飾りをつけます。NICUに通うご家族が、少しでも笑顔になれますようにと、心をこめて作っています。

第5章
命の授業を受けた学生たちの進路

豊島先生の医師としての生き方に触発されました

研修医
木庭毅人さん

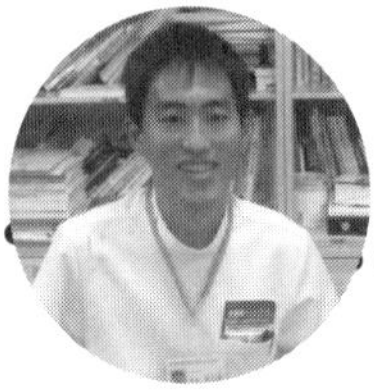

中高一貫の男子校の創立記念講演だった

僕が「命の授業」を受けたのは2011年6月、神奈川県にある私立栄光学園に通っていた高校2年生のときでした。全生徒が聞く創立記念式典の講演に、豊島先生が招かれました。創立記念なのでそれまではOBの方の講演がほとんどで、栄光学園にゆかりのない先生がいらしたのは珍しく、まずそのインパクトがありました。

講演では、特に印象に残ったことが2つあります。1つは「1ヵ月誕生日」の話です。赤ちゃんが1年後のお誕生日まで生きられるかわからないので、1ヵ月ごとにご家族でお祝いをするという話。もう1つが、後遺症とNICUの存在についてです。以前なら後遺症が残ってしまうかもしれない赤ちゃんも、NICUの医療の進歩によって後遺症が残らず退院できるようにな

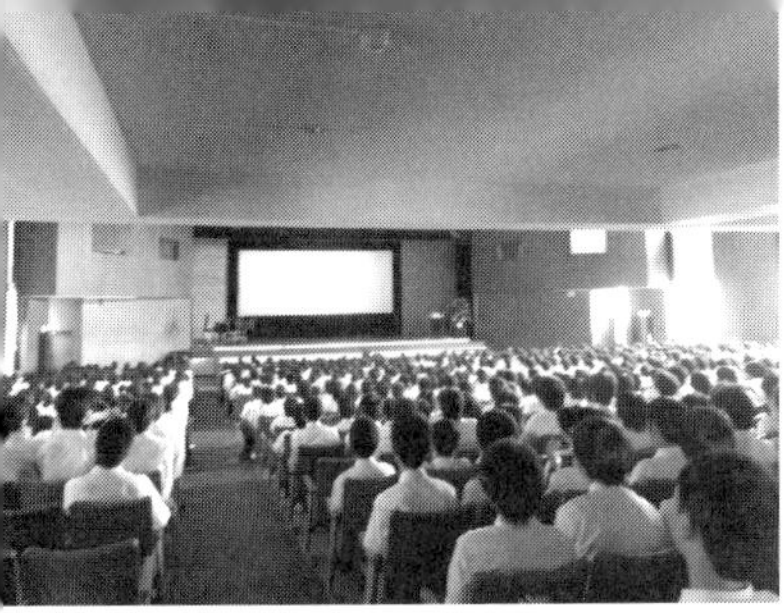

高校2年生のときに、栄光学園の創立記念式典で聞いた「NICU命の授業」。

りました。救えるようになった命がふえているのにもかかわらず、ＮＩＣＵへの理解が進まず、後遺症のことだけが取り上げられるのは残念だなと思いました。

そして最も驚いたのが、月に３２０～３３０時間ぐらい働いている先生が多いということ。労働時間の長さより、「それだけ働いていても、それをいきいきと話されるような、やりがいのある世界がある」ということに驚きました。また、豊島先生が目の前の患者さんの治療だけでなく、社会の変革も必要だという考えのもとで、講演活動に携わっていることも知りました。

当時、僕は漠然と官僚になりたいと思っていました。命の授業の３ヵ月前に東日本大震災が発生したのですが、初期のニュースで「医師と看護師以外、現地に入ることができない」と聞き、実際に何かあったとき、目の前の人に必要とされるのは医療者なんだと強く思いました。僕の父親も祖父も医師なので、僕が同じ道を歩むことを望んでいたと思います。官僚になりたいという僕に「医学部を卒業しても、厚労省などに入れば官僚になれる」と言っていました。ただ勤務医の父は、それこそ長い時間働き、あまり楽しそうではありませんでした。だから、豊島先生の医師としての生き方がとても新鮮だったのです。

ボランティア活動は「ぬいぐるみ病院」

講演を聞いた1ヵ月後くらいに、父のつてで同級生3人と、都内の病院のNICUを見学に行く機会がありました。とにかく命の授業がとても印象に残ったので、実際にNICUを見てみたいと思ったのです。見学した印象は、『救命救急24時』といったテレビのドキュメンタリー番組で見るような切迫した感じはなく、わりとゆったりしているということでした。四六時中アラームが鳴りっぱなしのなかでもあまり緊迫感はなく、すぐにアラームを止めに行きます。研修医になった今ではアラームが鳴った理由も、きちんとした判断によって止めていたこともわかるのですが、当時はあんなにアラームが鳴っているのにみんな落ち着いていて、のんびりした空気が漂っていたのが印象に残りました。もっとも３００時間も働いていて、アラームの１回１回に緊迫していたら、心身がもたないだろうということは、何となく察しはしましたが。

こうして高校３年生の夏以降、僕は最終的に医学部への進学を決め、山形大学医学部に進学したのです。山形での大学時代は充実していました。特に熱心に取り組んだのが、「ぬいぐるみ病院」という幼児向けのボランティア活動でした。高校生のときに児童養護施設でボランティア活動をしていたのですが、医学部に進学した先輩が紹介してくれたのが「ぬいぐるみ病院」でした。これは保育園や幼稚園を訪問して、ぬいぐるみを患者に見立ててお医者さんごっこをし、病院がどういうところか知ってもらう医療保健教育で、世界中の多くの医学部で行われている取り組みです。病院や治療に対する恐怖心をぬぐってあげよう、病院嫌いな子どもたちをなくそうという想いで活動していました。

医学部入学当初から「医師になるなら小児科医」との想いは卒業まで変わらず、

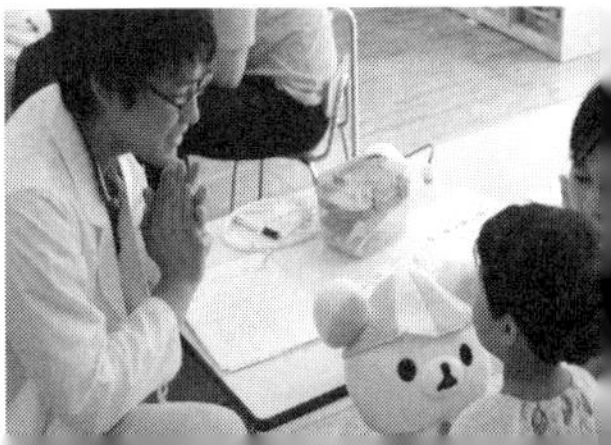

大学時代に熱心に取り組んでいた、幼児向けのボランティア活動「ぬいぐるみ病院」のようす。

こうした活動は自然と僕の学生生活の中心になっていました。継続や初志貫徹が実は苦手で、将来の夢や進路がいつも不安定だった僕が最後まで小児科に惹かれ続けたのは、それだけ豊島先生の講演の影響が大きかったのだと思います。

困っている人とともにある医療者に

高校生で医療知識のない状態でＮＩＣＵを見学したときと、大学で医療知識を得てから見学したときとでは感じ方がまったく違いました。若い医師たちの現場は日夜勉強の連続で、医療を学んだからこそ、その大変さが見えてきました。アラームに動じないのは落ち着きの根拠になるだけの経験を積み、冷静な判断をするために絶対的な自信がもてるだけの勉強をしてきたからです。私が今研修しているような総合病院のＮＩＣＵにくらべて、こども医療センターには希少疾患の子どもが数多く集まってきます。早産児だけでなく、ほかの病院ではあまり例を見ない病気の子どももいます。特殊な病気が多いＮＩＣＵなので、そういう意味

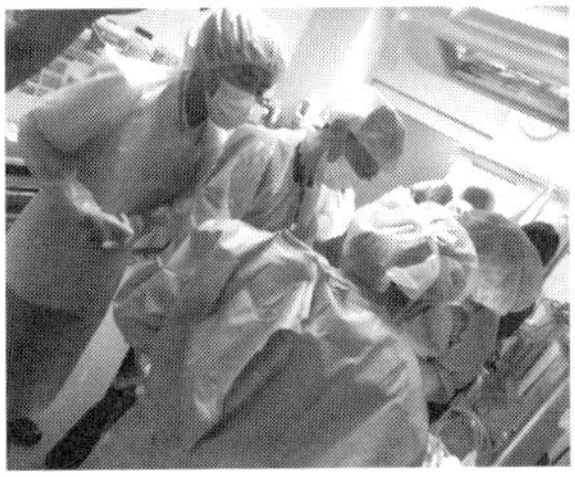

大学時代にこども医療センターへ見学に行くと、豊島先生の計らいで1日実習までさせてもらうことができた。

でも勉強はすごく大変で、日々難しい局面に立つことも多いだろうと思います。

僕はまだ研修医なので、現役の先生方にくらべたら、かなりゆったりした働き方をさせてもらっています。今いる救急科にはいろいろな方が運ばれてきます。経済的な理由などで医療費が免除されている方もいます。救急搬送で多忙ななか、そういう方たちの優先順位をつい下げてしまいがちなのではないか。自分もそれに流されていたのではないかということに気づいたのです。

高校では「ひとりひとり事情を抱えて生きているのだから、その背景をも掘り下げて考えてあげられる人間になりなさい」と教えられてきたのに、自分はその言葉に思いを馳せられていませんでした。「むしろ社会的に弱い人たちのためにこそ、医療はあるのではないのか」と反省しました。それだけに、こども医療センターのような病院で経験を積んで、技術や知識を身につけ、リーダーシップを持って社会的なアプローチもできる豊島先生のような医師をめざそうと、あらためて思っています。

命の授業が新生児看護の道を示してくれました

看護師
小林友美さん

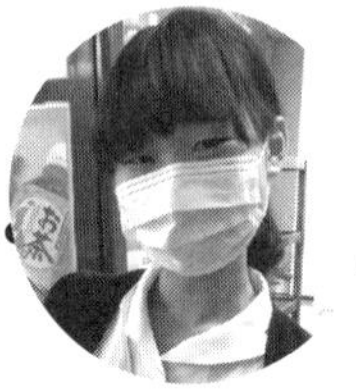

♡患者さんと成長をともにできる看護師に

子どものころはからだが弱く、よく病院に通っていました。入院したときに接してくれた看護師さんのやさしさにふれ、「私も看護師になろう」と思いました。そして、看護学生時代に豊島先生の講演を聞いたのです。講演のなかでは特に「小さく生まれたり、あまり長く生きられない子であっても、それが不幸とは思いません。その子たちにとっては１日１日がとても重要で、大切に生きているのだから」という言葉に感動し、新生児看護に携わりたいと思い始めました。就職先も、こども医療センターのＮＩＣＵを希望しました。

働き始めてから、赤ちゃんの持つ力や赤ちゃんに与えるご家族の力が、どれほど大きいのかがわかりました。ＮＩＣＵは治療をするだけでなく、赤ちゃんとご家族が愛着を深め、いっしょに成長していく場です。世間ではあたりまえのことや小さなことであっても、NICUにいる子どもたちには大きな成長で、そのかけがえのない瞬間に立ち会うことができるのは、とても貴重なことだと思っています。NICUでは、患者さんたちに教えてもらうことがとても多いのです。

印象に残っているのは、初めてケアをしていたときは400gほどだった赤ちゃんが、2500gになって無事に退院できたときのこと。ご家族が赤ちゃんといっしょに笑顔で退院するのを見て、本当にうれしかった。感無量でした。また治療のために、なかなか抱っこや、直接授乳ができなかったご家族が、初めてできたときのうれしそうな顔は格別です。

ひとりひとりの赤ちゃん、ご家族に向き合い、治療を妨げることがないよう、確実で適切なケアを行うことはもちろん、日々の成長や発達などをともに喜び、支えていくことができるような看護師になりたいと思っています。

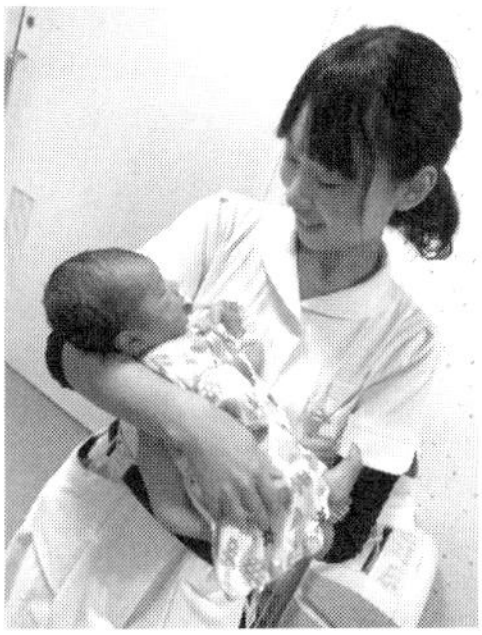

赤ちゃんを抱っこするたびに、
そのパワーを感じている。

命の授業を聞いた大学生のなかで、初の医療従事者に

看護師
木坂早希さん

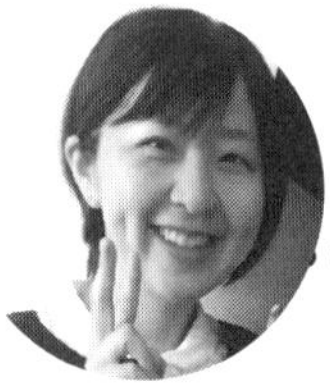

♡社会学部から看護学部へ進学

私が「命の授業」を受けたのは看護学部時代のことです。助産師志望の友人が豊島先生の存在を知り、講演をお願いしようと大学に働きかけたのです。私と友人は講演にとても関心があり、待ち望んでいました。

実は、もともと看護師志望ではありませんでした。大学は社会学部で、子どもにかかわるボランティア活動をしていました。それがきっかけで、いつからか「子どもと接する仕事がしたい」と思うようになったのですが、その選択肢は少なくありません。悩み抜いた末、小児科の看護師をめざすことに決め、同級生が就職活動を始めた大学3年生のとき、試験を受けて聖路加国際大学看護学部に進学しました。

看護学部の授業ではＮＩＣＵについて学んだことがなく、赤ちゃんにどういう

疾患があって、どういうふうに看護しているか想像もしていなかったので、命の授業に出てきたＮＩＣＵの話は、すべてが新鮮で未知の世界でした。豊島先生のお話にはもちろん感動したのですが、小さな赤ちゃんが治療を受けている姿はインパクトが大きく、深く印象に残りました。

映像では保育器の中の赤ちゃんは、点滴やチューブや管などが多くつながれていて、とてもはかないと同時に、不思議と力強さも伝わってきました。頑張っている赤ちゃんたちの姿を今でも思い出します。シビアな治療の現場だけど、未来があると感じさせてくれました。そして、お母さんやご家族に希望をもってもらう医療をしている豊島先生や現場の医師、看護師の姿に胸を打たれました。

豊島先生の講演は、緊張感が漂うＮＩＣＵであっても、赤ちゃんの成長の場であり、ご家族との生活の場でもあることが、医療の世界を知らない人にも伝わってくるようでした。こども

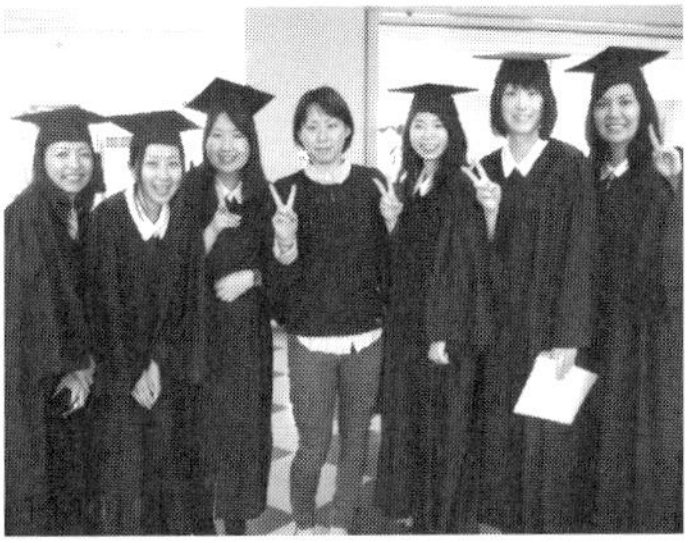
看護学部の卒業式の写真。

医療センターのＮＩＣＵは、集中治療室なのにあたたかい雰囲気があって、日々成長していく可能性にあふれた場所であることがよくわかりました。助産師志望の友人も「ＮＩＣＵのイメージが１８０度変わった。救命の現場だから閉鎖的だろうと勝手にイメージしていたけれど、赤ちゃんの成長やそれぞれの家族の物語があって、こんなにあたたかい場所なのかと、目からウロコだった」と話していました。

新生児科の看護師をめざす

周産期医療は病院の中で、おそらく「おめでとう」が多く伝えられる職場です。多くの赤ちゃんが誕生しますが、その一方では、命の授業に出てくるように、死産や緩和ケアが必要とされる場面もあります。「出産」というさまざまな感情があふれる場所が周産期医療であり、そこで誕生する赤ちゃん、そしてご家族のお手伝いをする看護師になりたい、と思ったのです。

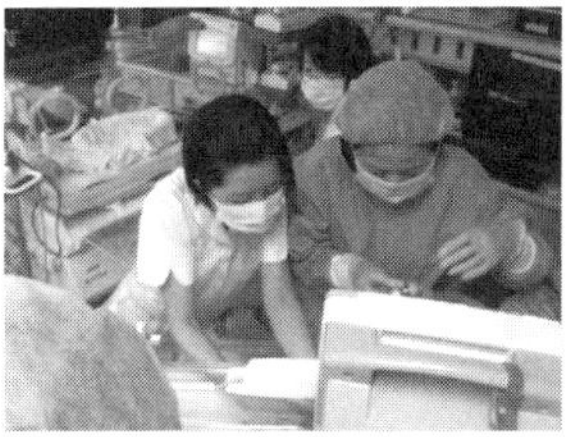
看護師として勤務中、入院患者さんに対応しているシーン。

希望どおりこども医療センターに就職したとき、豊島先生は「もしかしたら木坂さんが僕の講演を聞いて、ここに就職した初めての人かもしれない」と喜んでくれました。現場での豊島先生はいつも淡々としていて、声を荒らげることはありません。カンファレンスや現場がいきり立つような場面でも、「まずは赤ちゃんの視点で考えてみよう」と、つねに赤ちゃんやご家族の視点を重んじています。赤ちゃんの状態が厳しかったり、ご家族がつらい状況のときも穏やかで、豊島先生の姿勢や話し方に救われているご家族も多いのではないかと思います。

現場では、看護師としての学びも数多くありました。挿管（※1）している赤ちゃんのケアはとても大変で、なかでも緊張するのが顔の向きを変えるときです。まわりに障害となるものはないか、チューブ類が絡まっていないかなど、細心の注意を払いながら行います。それでも、赤ちゃんに負担をかけてしまうこともあり、自分の技術のなさにへこむことも多くありました。

♡NICUは医療者の成長の場でもある

あるとき私が尊敬する認定看護師の先輩が「小さな赤ちゃんでも、自分で顔の向きを変えたいタイミングがあるから、それを見落としちゃダメよ」と、私にそっとアドバイスしてくれました。私は顔の向きを変えるとき緊張感のあまり、赤ちゃんをひとりの人間として、ちゃんと見ていなかったことに気づきました。赤ちゃんの気持ちを考えずに、私自身がベッドまわりの環境を含め、顔の向きを変える準備ができているか、といつもこちらのペースでやろうとしていました。「赤ちゃんの意思に反してやるとうまくいかないよ。赤ちゃんが『あっちを向こうかな』というしぐさを見せた瞬間に、顔の向きを変えてあげれば、スムーズにできるよ」。そう教えてくれた先輩がやると、まさにそのとおりで、赤ちゃんのバイタルサイン（※2）も安定していました。その光景を今でも思い出します。

こども医療センターのNICUでは「治療の場＝育児の場、成長・発達の場」という考え方から、家族とのふれあいをとても大事にしているので、挿管している赤ちゃんの抱っこにも積極的です。私が新人のときに、挿管している赤ちゃんを抱っこする意義について、カンファレンスが繰り返されていました。当時の私は、リスクもあるから、もう少し落ち着いてからでいいのではないかと思っていましたが、何度も話し合いがなされ、最終的に抱っこしてもらうことになりました。赤ちゃんを初めて抱っこできたお母さんの喜びは私の予想以上でした。赤ちゃんのバイタルサインも抱っこ中はもちろん、抱っこのあとも安定していて、治療やリスクをひと括りではとらえられない、NICUの奥深さを実感する、感動的な場面でした。

私は、2人目の子の出産を機に職場を離れましたが、またNICUの現場、もしくは、NICUを卒業して地域で生活する子どもやご家族のお手伝いができたらいいな、と考えています。

※1　挿管　口や鼻から気管にチューブを入れて呼吸を助ける処置。
※2　バイタルサイン　命にかかわる情報のことで体温、呼吸、脈拍、血圧の4つをさすことが多い。

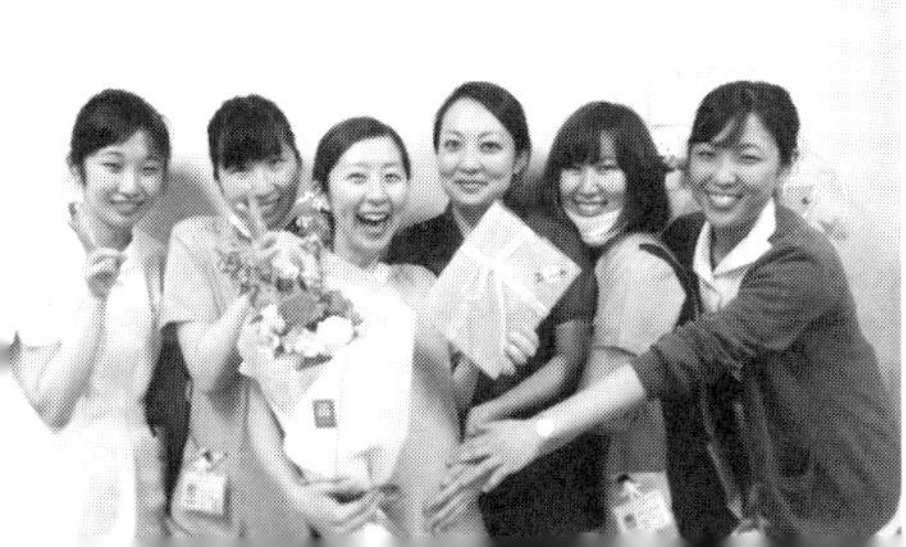

私が1人目の産休に入るときに、同期のみんなと記念撮影。

NICUが「家族の時間を作っていく場」だと知りました

助産師
Aさん

看護実習をきっかけに助産師の道へ

幼稚園のころから将来の夢は「看護師になること」でした。入院した経験があるとか、家族に医療者がいるというわけでもなく、なぜそう思ったのかは覚えていません。

進学したのは、総合大学の看護学科です。看護師をめざして入学したのですが、その後実習を通して日々母子の愛着形成が育まれていくようすを目の当たりにしたことをきっかけに、助産師になりたいと思うようになりました。

大学時代に所属していた団体で講演を行うにあたり、依頼先を仲間とともに検討していました。当時周産期医療をテーマにした漫画『コウノドリ』がドラマ化されていて、学生も関心が高いのではないかとの話し合いになりました。豊島先生はドラマ『コウノドリ』の医療監修を担当していて、また、ブログを拝見すると「命の授業」をはじめ、いろいろな講演を行われていることも知りました。そこで仲間と話し合い、命の授業の講演を依頼することになりました。

学生にも真摯に対応してくれた

私たちは豊島先生に講演の依頼をするために、こども医療センターを訪ねました。先生はお忙しいなか、日程などを調整してくださり、私たちが学生だからといって分け隔てることなく、人として対等に接してくださったことが、とてもうれしかったことを覚えています。話していくうちに、先生の次世代の医療者を育てたいという気持ちが強く伝わってきました。私たち学生にも真摯に接してくださるという印象は、お会いする前と後でも変わりませんでした。

講演当日は、大きな講堂にたくさんの学生が集まり、みんなの関心の高さがうかがえました。看護学部の学生だけでなく、いろいろな医療分野の人がいて、学年もバックグラウンドもさまざまでした。

命の授業では、印象に残っているシーンがいくつかあります。まずひとつが、ＮＩＣＵで初めて赤ちゃんを抱っこするご両親のすごくうれしそうな姿です。当時の私にとって、ＮＩＣＵは「集中治療室」というイメージが強く、とてもシビアな治療の現場だと思っていました。けれど、うれしそうなご両親の姿を見て、ＮＩＣＵは「家族の時間を作っていく場でもあるんだな」と感じました。

もうひとつは、豊島先生が紹介してくれた、ＮＩＣＵで過ごされていたお母さんの「東日本大震災のときに起こった、大きな地震のことさえ覚えていない」という言葉です。あの大震災さえ頭に残らなかったお母さんの状況とはいったい……。ＮＩＣＵで過ごしているお母さんやご家族の方が、小さな命に対して毎日無我夢中で向き合っていることを思い知らされ、強く印象に残りました。

命の授業にさらに背中を押されて

命の授業では、豊島先生が実際の映像やドラマ『コウノドリ』のシーンを紹介しながら、赤ちゃんが厳しい状態のときに、ご家族がどういった選択をするかを話してくださったのですが、これにはとても考えさせられました。実際に自分がかかわることになったら、お母さんやご家族にどのような声をかけることができるだろうかと思い悩んだことを思い出します。いろいろな選択肢があるなかで、どのように患者さんやご家族とかかわっていくのかが問われると思うのです。だからこそ、ご家族それぞれの選択に寄り添い、その想いを尊重できる医療者になりたいとあらためて思いました。命の授業を受けたときには、すでに助産師になろうと思っていましたが、さらに背中を押された感じでした。その後、助産師資格を取得し、就職して現在に至ります。

命が誕生する現場には日々難しさもありますが、それ以上にそれぞれの方にとっての大きな転換期にかかわらせていただき、時間を共有させていただいていることはとてもうれしく、喜びを感じています。これからも、初心を忘れずに過ごしていきたいと思っています。

医師として最初に思い浮かぶのは豊島先生です

医学部生
松原志奈さん

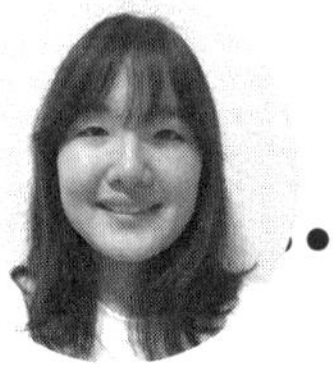

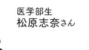

医師をめざして豊島先生の出身校で学ぶ

中学1年生のころ、祖母が亡くなったときにやさしく寄り添ってくれた看護師さんに憧れて、看護師になりたいと思いました。「命の授業」を聞いたのはその翌年、中学2年生のときです。当時はＮＩＣＵの存在を知りませんでしたが、「早産児や生まれつき病気のある赤ちゃんを元気にする場」であり「忙しいけれど、やりがいがある仕事」と聞き、そんな場所で働きたいと思うようになりました。

命の授業のなかで最も印象に残っているのは、豊島先生が「生まれてまもないころはとても小さかった赤ちゃんが、ＮＩＣＵを卒業して数ヵ月後、数年後に、また病院を訪ねて来て、元気に走り回る姿を見せてくれるときがいちばんうれしい」と話されていたことです。患者さんが元気になれば、医師と患者の関係は自然と薄くなるものだと考えていましたが、ＮＩＣＵでは長く患者さんを診ることができる関係性が続くのだと思いました。

そして私は、医師をめざすことにしました。大学は、カリキュラムが充実していて、豊島先生の出身校でもある新潟大学を選びました。大学1年生の夏、豊島先生にお願いしてＮＩＣＵを見学させていただき、実際に医師どうしのやりとりを見ることができました。ひとりひとりの患者さんの症状に対して、いろいろな先生が意見を交換し合っていたことが特に印象に残りました。

現在大学4年生の私は、臨床医学を学んでいます。まだそれぞれの診療科の具体的な仕事はわからないのですが、小児科、特に新生児領域や精神科に興味を持っています。家族や親戚など身近に医師がいないので、「医師」と言われて一番に思い浮かぶのは豊島先生です。私も先生のように、接するひとりひとりを大切に行動できる医師になりたいと思っています。

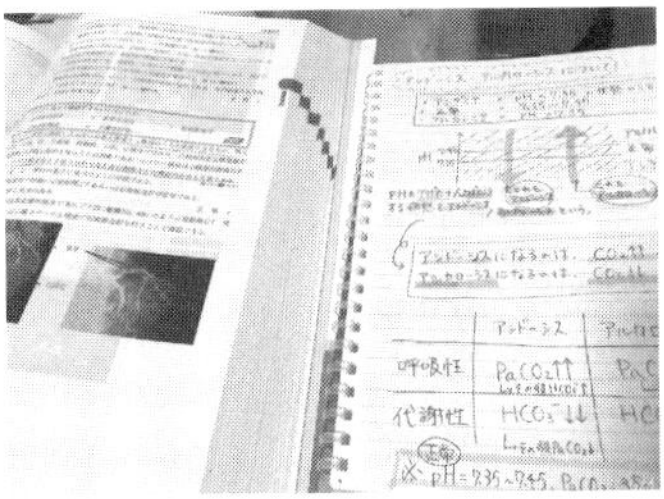

医学部生として、日々勉強に励んでいる。

NICUの周知と治療に努力を惜しまない先生の姿勢に敬服

医学部生
市村あみさん

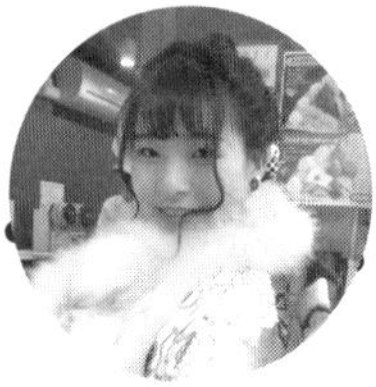

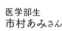

講演をきっかけに豊島先生のブログを愛読

「命の授業」を聞いたのは、神奈川県川崎市にある洗足学園に通っていた、2012年の中学2年生のときです。講演前の事前学習で、NICUで豊島先生がどのような活動をしているかを取り上げた新聞の連載記事が配られました。5回の連載記事で、それを1日1枚ずつ読み、すでにその時点で、かなり興味をもっていました。

実は、小学生のときから、医療や子どもにかかわる仕事に関心がありました。母に伝えたところ「医学部をめざすなら、中高一貫校で学んだほうがいいかもしれないから、中学受験をして私立校に通ったら？」と、背中を押してくれたのです。だから、その記事で知ったNICUの存在にも関心がわき、豊島先生の講演をとても楽しみにしていました。

豊島先生が、NICUで頑張っている赤ちゃんたちのようすや治療の経過をスライドで紹介しながら、いろいろな説明をしてくれたのですが、まずペットボトルと同じ重さの赤ちゃんに驚いてしまいました。それでも、NICUで治療を受けることで、障害もなく退院できる子がいるということに、すごく感動したことを覚えています。仕事として「なんとやりがいのある現場だろう」と感激し、率直にただただ「かっこいい」と思ったのが、最初の印象でした。

豊島先生のお話を生で聞き、「医学部に行く」という気持ちも、いっそう現実味を増した気がしました。それからひんぱんに、豊島先生のブログを読むようになり、またコメントも書きこむようになりました。

その後、医学部をめざして勉強していたのですが、私は一度、つまずいてしまいます。高校2年生のとき、大手広告代理店勤務の女性社員が入社1年目に、過労自殺に追いこまれるという悲惨な事件が起こりました。東京大学を卒業して大

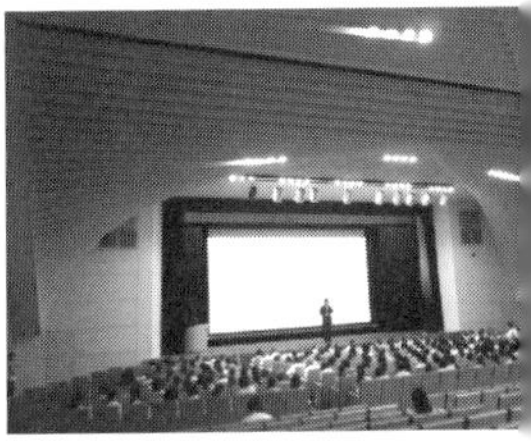

洗足学園での「NICU命の授業」の講演。

手企業に入社するというエリートコースを歩みながら、忙殺されたあげく死んでしまうなんて。ものすごくショックでした。医師も多忙を極める仕事です。どうなんだろう、私にできるのだろうかと考えこんでしまいました。

それでも、新生児医療にはかかわりたいと思っていたので、看護師かほかの医療従事者に進路を変更しようか…。悩んでいるときに「そういえば私は、一度も自分の目でＮＩＣＵを見たことがないな」と、ふと思いました。豊島先生のブログから、横浜市で「コウノドリ先生が教えてくれたこと」という講演をやることを知ったので、まずその講演を聞きに行くことにしました。

ＮＩＣＵを見学し、自分の気持ちを確かめた

先生の講演を再び聞くと、やはり気持ちがしゃんとしました。質問コーナーで私が手を挙げ、「中学2年生のときに命の授業を聞いて、ブログにコメントさせていただいていました」と言うと、先生はとても喜んでくれ、帰りに名刺を渡し

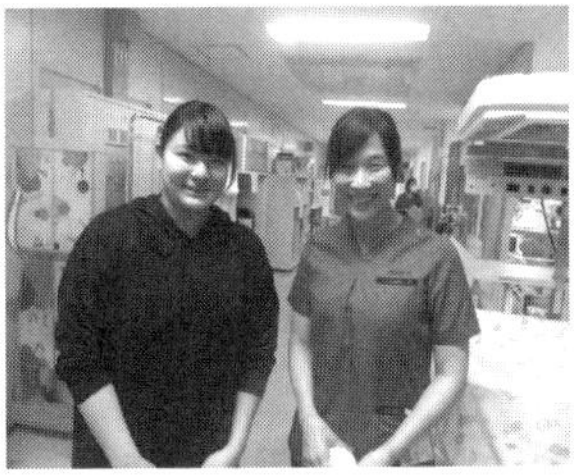
こども医療センターのNICU見学の日。医師や看護師のみなさんは、悩んでいた私にやさしく接してくれた。

てくれました。そこで「ＮＩＣＵを見学させていただきたい」とお願いしたら、快く受け入れてくださったのでした。

見学の日には、看護師さんや医師の方にもお話を聞き、実際に治療現場を見ることもできました。悩んでいることを話した私に、ある看護師さんが「赤ちゃんが好きなら、看護師でも医師でも、どちらでもやっていけると思うよ」と声をかけてくれ、それなら自分の気持ちにもう一度正直になろうと思いました。そして、高校3年生の3月、合格した看護学部への進学を見送り、医学部に進学するために、1年浪人して頑張ってみることを決めました。

私が医師になりたいと思ったのは、医師を志望するほとんどの人がそうだと思いますが、「目の前の患者さんを治したい」という気持ちからでした。けれど豊島先生は、目の前の患者さんを治すだけでなく、小学生や中高生に向けて命の授業をしたり、学会や医学生向けの講演会、一般向けの講演会でも、ＮＩＣＵの現状を周知することに全力を尽くし、それをずっと続けています。忙しいはずなのに、豊島先生はピリピリすることも、疲弊しているように見えることもありません。見学に行ったときは、みなさんにもあたたかく迎えていただきました。そこで働いている方たちは、ひとりひとりの考え方に違いはあっても、きっと気持ちは同じなのだろうと感じました。

♡豊島先生の影響は絶大

あのとき、洗足学園で命の授業を聞いた240名の生徒のうち私を含めて3人が、今、新生児科で働くことを希望しています。豊島先生の影響は本当に大きいと思います。

豊島先生のブログに書いてあった言葉で、私がとても感化された言葉がありました。新生児科の医師になりたい理由として、私は願書にも書き、面接でも話してきました。それが「大人の病気は、タバコの吸いすぎとか、お酒の飲みすぎとか、

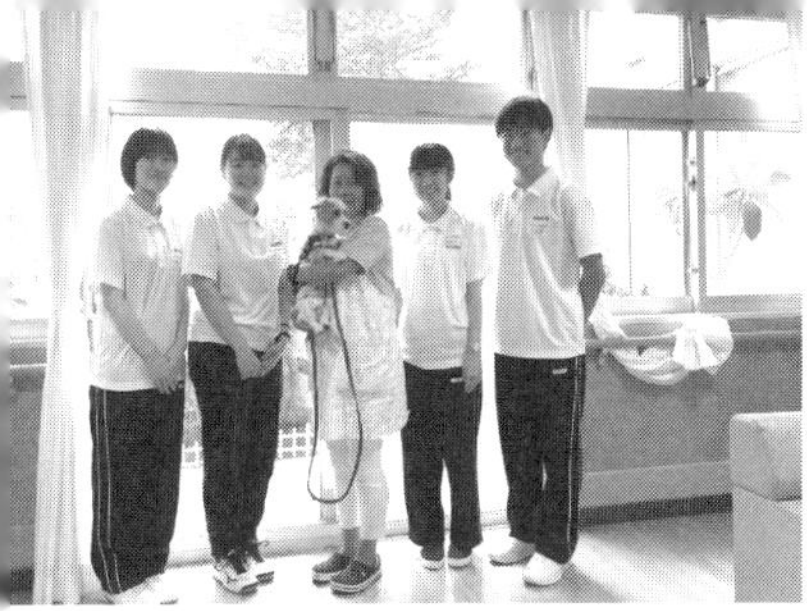

医学部入学後、外部実習に行ったときのようす。

本人に何か理由があることが多いのですが、子どもの病気は本人に理由がなく、原因不明なことが多い。そのような子どもを応援したいと思い、今は神奈川県立こども医療センターで仕事をしています。早産は防げないかもしれないけれど、そのために子どもが病気になることを防げたら、と思っています」というもの。今でもすぐに出てくるくらい、深く胸に刻まれています。

新生児科では赤ちゃんのケアだけでなく、ご家族もケアの対象です。また退院した後も関係は続きます。厳しい状態にあった赤ちゃんが退院して成長し、何年か後にも会えると思ったら、ものすごくモチベーションがあがります。医学部生としての本格的な勉強はこれからですが、私も豊島先生のように、患者さんのことを一番に考えられる医師をめざしています。私からしたら患者さんはたくさんいるけれど、患者さんからしたら医師は私1人です。だから、たくさんいる患者さんひとりひとりを、大切にできる医師になれたらいいなと思っています。

子どものからだと心に向き合う仕事に導いてもらいました

理学療法士
菊地謙さん

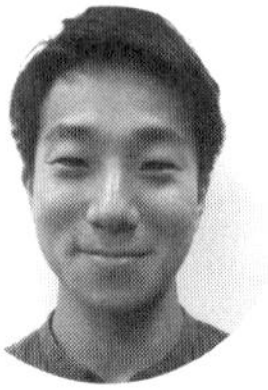

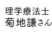

理学療法士として充実した日々を送る

２００９年10月、神奈川大学附属中学校の２年生のときに、「命の授業」を聞きました。当時サッカー部に入っていて、サッカーのことしか考えていない毎日でした。ところが、この授業がまさにターニングポイントになりました。これはもう新生児科医になるしかないと思ったのです。14歳のときのあの思いをずっと抱き続けていたら、今ごろ新生児科医になっていたかもしれませんが、高校１年生のとき、あることに気づきました。自分は医学部に受かるほど、頭がよくないぞと。

それでも命の授業の影響は大きくて、「子どもにかかわる仕事」がしたいと思い、そこに「医療」をプラスしたら、いくつかの仕事が見えてきました。そのなかで、僕は理学療法士という仕事を選びました。理学療法士はリハビリをする、高齢者にかかわることが多い仕事として知られていると思います。しかし、僕は子どもたちのサポートをしたいと思ってからだの勉強をし、今ではからだじゅうの筋肉すべてを覚え、動き方を把握しています。

高校卒業後、理学療法学科のある大学を卒業して、理学療法士免許を無事取得しました。現在は東京都立大学（旧・首都大学東京）大学院に在籍しています。そして地域のクリニックや児童福祉施設、放課後のデイサービス施設などで、少しからだが不自由だったり、うまく手足を動かせない子どもたちの療育やリハビリを担当しています。

そういった子どもたちが健常な子どもたちといっしょにサッカーをすると、からだがうまく動かせず、気も使います。「楽しくないからやりたくない」という子も多くいました。せっかくサッカーが好きなのにもったいないと思い、親御さんと話し合って、そういった子どもたちだけのサッカー教室を開くことにしました。

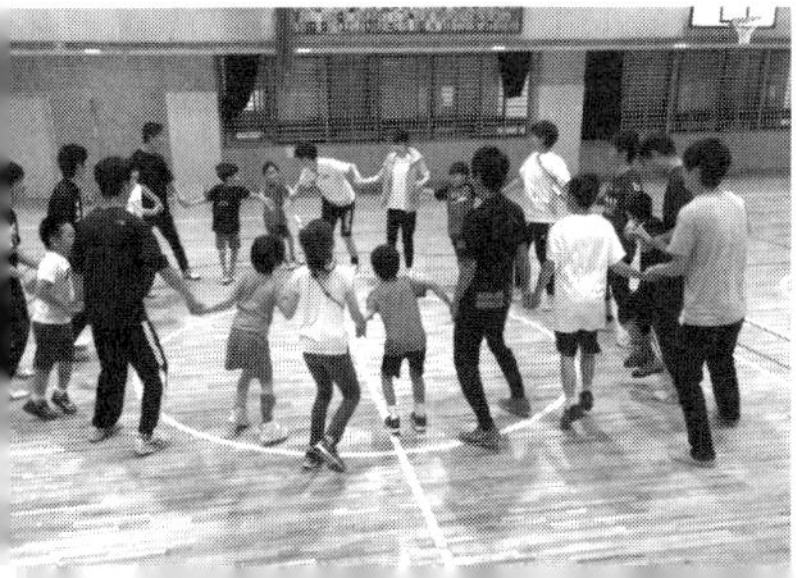

からだがうまく動かせない子どもたちのためのサッカー教室のようす。

これまで「楽しめない」といっていた子が、うれしそうにサッカーをしています。中学2年生のときに受けた命の授業をきっかけに、このような道を歩むとは自分でも思ってもいませんでした。価値観や考え方がガラッと変わりました。

命の授業を聞いて考えてほしいこと

僕が、命の授業を聞いた人たちに「あらためて考えてほしい」3つのことを、ここに挙げておきたいと思います。1つ目は「命って何だろう」ということ。命の授業のなかには「命」という言葉がたくさん使われています。普段から命という言葉をひんぱんに使っている人はあまりいないと思います。小さな赤ちゃんたちにも命があるし、自分たちにも命がある。命の重さだとか軽さだとか、よく議論されますが、そういったことも含めて、これを機に「命って何だろう」ということを考えてみてほしいと思います。

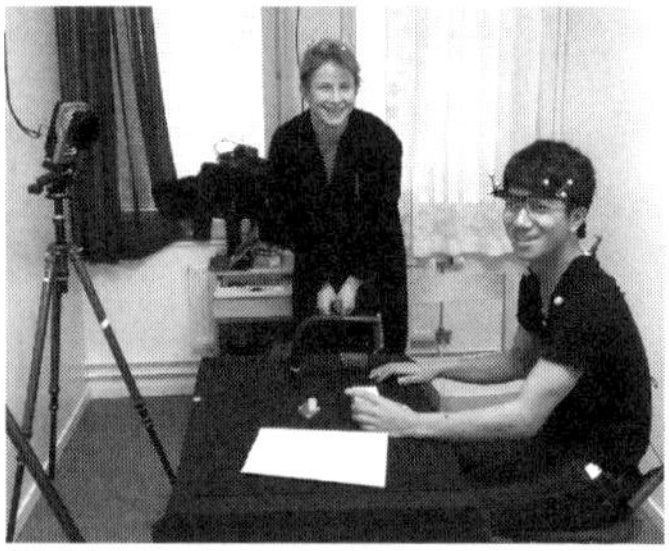

スウェーデンへ留学し、共同研究をしているところ。

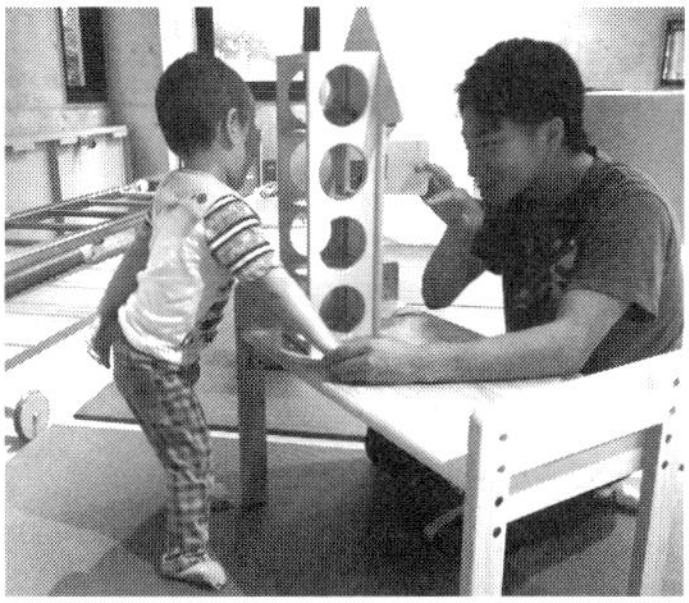

理学療法士として子どもとかかわり、
やりがいを感じている日々。

2つ目は「自分が当事者だったら、どう思うだろうか」ということ。将来、自分にダウン症の子やからだに障害のある子が生まれたら、どういう風に思うだろうか。自分がその子のお母さんやお父さんだったり、きょうだいだったら、どう思うか。想像力を働かせて、そんなことも考えてみてほしいです。

3つ目は「自分には何ができるだろうか」ということ。たとえば、電車のなかで立っている妊婦さんがいたら、席を譲ろうかなと思えるだろうか。障害のある子やからだの小さな子が道を渡ろうとしていたら、危険がないように守ってあげようと、行動に移せるかどうか。何かひとつでもやるかやらないかで、自分のなかに変化が生まれると思うのです。一歩でも積極的になれた自分がいたら、それだけですごいこと。医療者にならなくても、普段の生活のなかで、NICUに入院していた子どもや妊婦さんなど困っている人を見かけたときに、自分ができることは何かなと、みんなが考えるようになってほしいと思います。

NICUを応援している人たちからのMessage ③

神奈川県立こども医療センター
NICU事務職員一同

忙しくても笑いの絶えないNICUスタッフ 違いを認め合える社会を願っています

私たちは、事務作業やデータ入力など、医師の仕事の補助をしています。新生児科の医局は、忙しいなかでもお互いを思いやる気持ちを忘れない、笑い声の絶えない場所です。子どもたちが多感な時期に、さまざまな「命」を知り感じることは、どのような生き方も受け入れられる人間になる、第一歩ではないかと思います。豊島先生がいつも言われている、「人はみな違う。その違いをそれぞれが認め合えること」が互いにできれば、誰もが生きづらさを感じにくい社会を実現できるに違いありません。そのためにも、「NICU 命の授業」が続いていけばいいなと思っています。

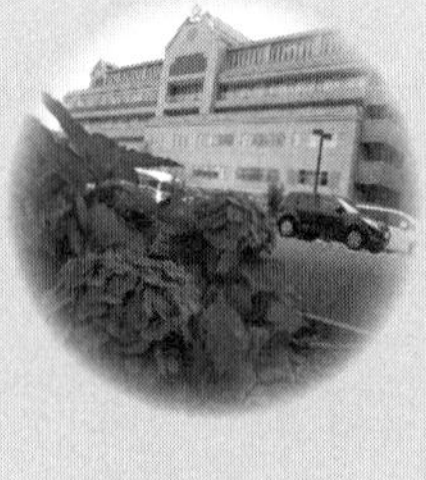

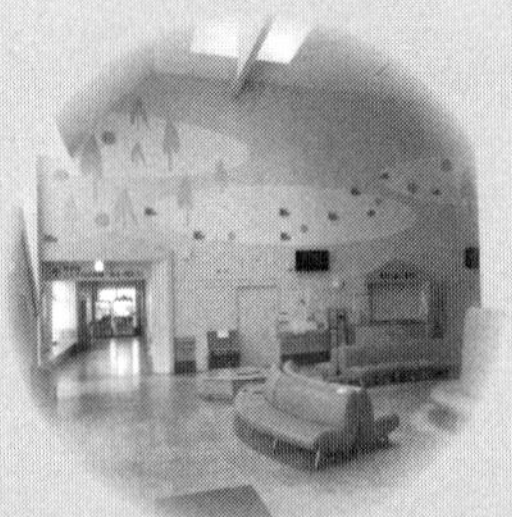

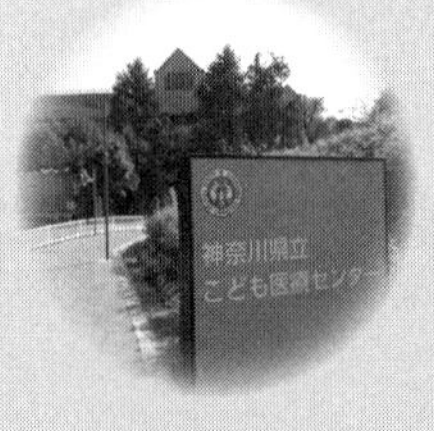

第6章

NICUのこれから、新しいNICUをめざして

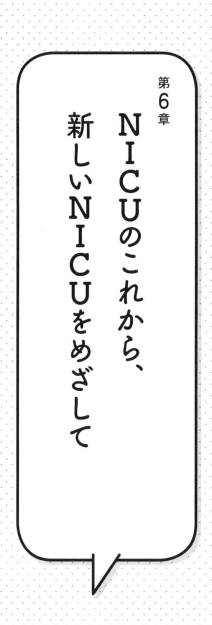

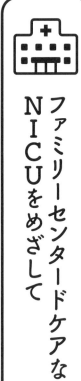

ファミリーセンタードケアな
ＮＩＣＵをめざして

改築プロジェクトのご寄付をお願いして

１９９２年に開設し、26年間で８６５０名の赤ちゃんとご家族が過ごした、神奈川県立こども医療センターのＮＩＣＵが、老朽化し改築工事が必要になりました。そして、２０１９年９月、「家族全体を救い、支えるＮＩＣＵ」をコンセプトにした、〈新しいＮＩＣＵ〉がリニューアルオープンしました。

こども医療センターにはもともと、産科と新生児科が連携してご家族に向き合う文化があります。産科病棟に赤ちゃんがいても、赤ちゃんのことは新生児科が、お母さんのことは産科が担当しながら、ご家族で過ごせる時間を大切にしていました。こうした連携をより高めて、家族全体を応援する〝ファミリーセンタードケア〟を実現するＮＩＣＵをめざしての改築工事でした。

財政難でも、10年、20年先の医療を想像しながら、神奈川県民のご家族に心強く感じてもらえる、これまでにないＮＩＣＵに生まれ変わりたいと願っていました。これまでも、２００８年に元プロ野球選手の村田修一さんが長年寄付してくださった「ささえるんだ基金」の寄付金を、ＮＩＣＵの赤ちゃんやご家族が、より心地よく過ごすためのアメニティーの整備や、ＮＩＣＵスタッフの研修や教育支援に活用してきました。また、２０１８年からはブログやＳＮＳで、ＮＩＣＵの改築プロジェクトのビジョンをつづって寄付を募り、定期的に寄付の使途報告を始めました。こども医療センターの卒業生ご家族、神奈川県タクシー協会や横浜ゴムなどの地元の企業やお店のみならず、ＮＩＣＵを応援したいと思ってくださった方々から想像を超えるご寄付が集まりました。多くの方々のご理解とご支援のおかげで、ＮＩＣＵは無事リニューアルオープンできました。

家族で過ごせる空間へのこだわり

どんな設計にするかを考えるにあたっては、すでにＮＩＣＵの改築の経験があり、ファミリーセンタードケアの観点からも注目されている静岡県の聖隷《せいれい》浜松病院や、名古屋第２赤十字病院などに、ＮＩＣＵスタッフと工事関係者で見学させてもらいました。工事の経験をもとに相談にものってもらい、とても参考になりました。

新しいＮＩＣＵでは、ＮＩＣＵ病床を1.5～２倍に広くしました。各ベッドサイドのそばには、ご家族がいつ来てもゆったりと座れて、人工呼吸器がついている赤ちゃんであっても、安全にカンガルーケアができるようなしっかりとしたつくりの椅子を置くことにしました。

また、ご家族がみんなで過ごせる個室を６床作りました。家族滞在型ＮＩＣＵ、通称「カルガモルーム」です。お母さんが横になって面会できるベッドや、お父

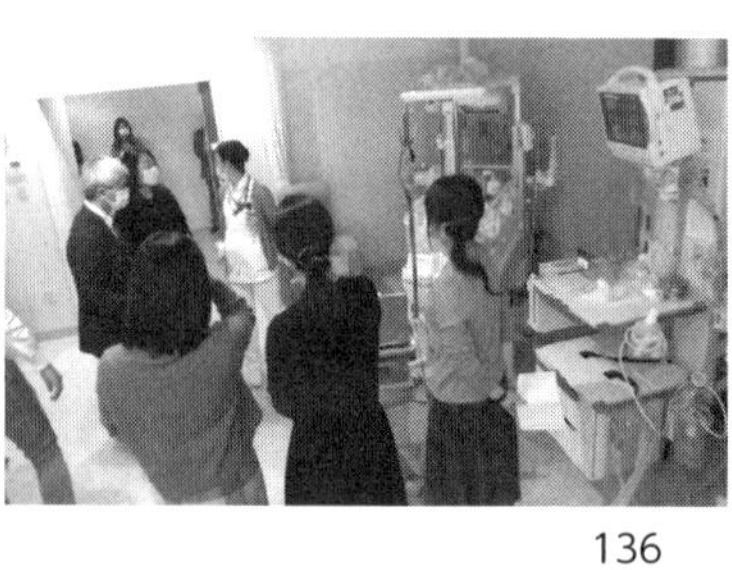

聖隷浜松病院のNICUを見学したとき。

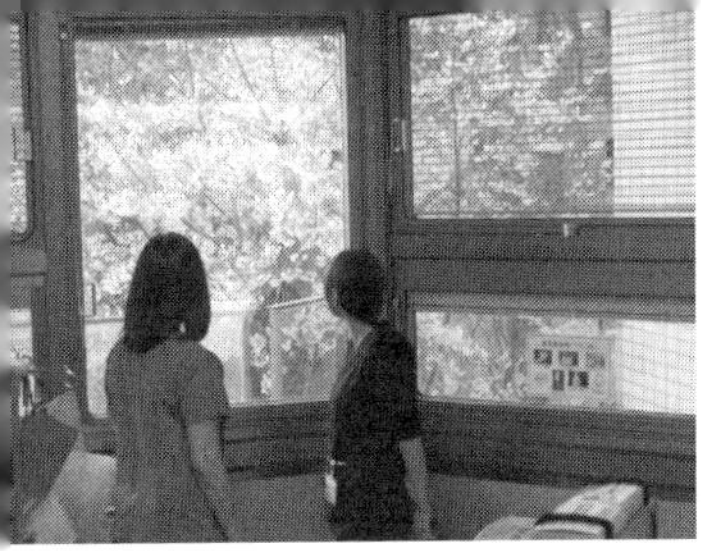
新しいNICUでは窓も大きくなり、
春には美しい桜が見えます。

さんやお兄ちゃんやお姉ちゃんがゆったり過ごせるソファなどを設置しました。生まれてすぐにＮＩＣＵでの治療を必要とする赤ちゃんでも、ご家族が希望すれば24時間、寄り添って過ごせる個室となっています。これまでは、帝王切開などで出産したお母さんが、赤ちゃんに面会するために、上の階の産科病棟とＮＩＣＵを往復していましたが、その負担を軽減できます。ＮＩＣＵで治療を受ける赤ちゃんとご家族が、少しでもご自宅のように穏やかに過ごせる空間になったらいいなと願っています。

大きく変えた光と音の環境

日本のＮＩＣＵは、赤ちゃんのために昼間でも暗くて静かな空間をめざしてきました。暗く静かななかで、モニターが光ったり、アラーム音が鳴り響いたりすると、ご家族も医療者もドキドキして穏やかに過ごすことは難しかったかもしれません。

こども医療センター研修医OBの先生たちの研究によると、まっ暗な環境が続くより、昼夜の明暗サイクルがあるほうが、早産児の成長が促されるという研究結果でした。そこで、新しいNICUでは、昼間は窓から自然光を取り入れ、照明は朝と夕方で徐々に変化していくようにしました。赤ちゃんたちが急に明るくなったり、急に暗くなったりしてびっくりしないようにするためです。

音の環境も大きく変えました。2017年以降、NICUで定期的に開催しているピアノコンサートの経験から、「心地よい音ならば、赤ちゃんは泣き出さない」ことを実感していました。そのため、NICU全体を森の中のような音環境にする「ハイレゾ音響空間KooNe」を、世界で初めて集中治療の現場に導入しました。静かなところにアラームが鳴り響くノイズキャンセリング(騒音軽減)効果を期待しています。朝が来ると鳥のさえずりがふえ、朝の到来を音でも体感できます。足もとからは小川のせせらぎの音が聞こえ、スタッフが押して運ぶカートやトレイなどの車輪の金属音を気になりづらくしています。NICUで長い時間を過ごす、ご家族やスタッフのストレスを軽減できればと思っています。

多くの支援や応援のなかにこそ

リニューアルオープンして初めての大晦日は忙しく、新しいＮＩＣＵで頑張ってくれているＮＩＣＵと新生児病棟スタッフを、心強く思いました。そして、あらためてファミリーセンタードケアとは何かを考えていました。

ファミリーセンタードケアは、欧米を模倣した個室などのハード面の強化や「ご家族を回診に加える」といったシステムではないと思います。ＮＩＣＵに入院した〝赤ちゃんを含めたご家族〟を、産科と新生児科のスタッフが、退院後の地域のサポーターや先輩家族とともに、心を寄せることだと思うのです。

また、改築できたＮＩＣＵの建物がファミリーセンタードケアの象徴なのではなく、この建物を建てようと応援してくれた多くの人たちの期待のなかに、私たちがめざすファミリーセンタードケアの本質があると思っています。

誌上見学!

新しいNICUの全貌

2019年9月にリニューアルオープンした、神奈川県立こども医療センターのNICU。「集中治療」と「家族支援」の両方をしっかりサポートするため、新しいNICUが誕生しました。

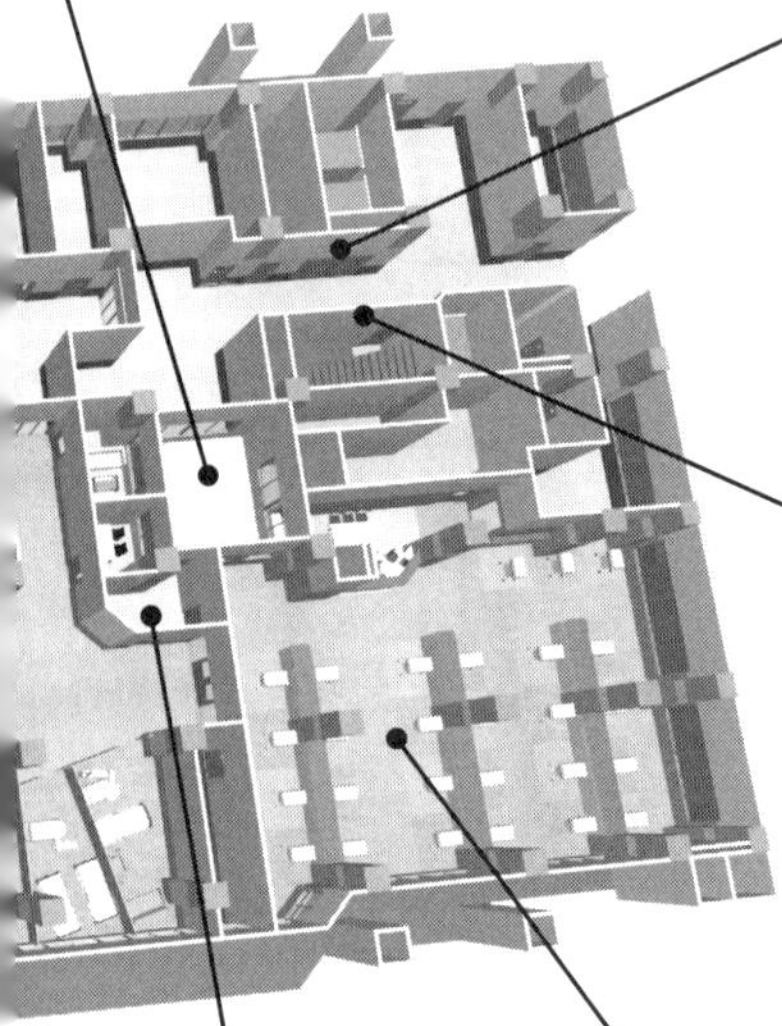

プロジェクションマッピング

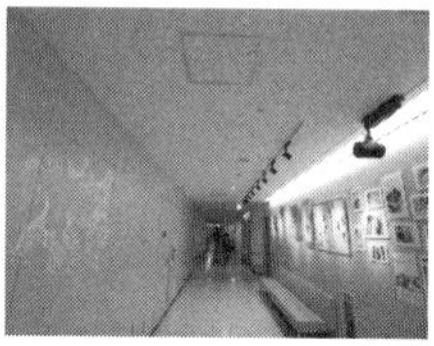

プロジェクターが映し出す光や映像は、大人たちの緊張をやわらげる効果や、子どもたちが面会に来る楽しみにも。

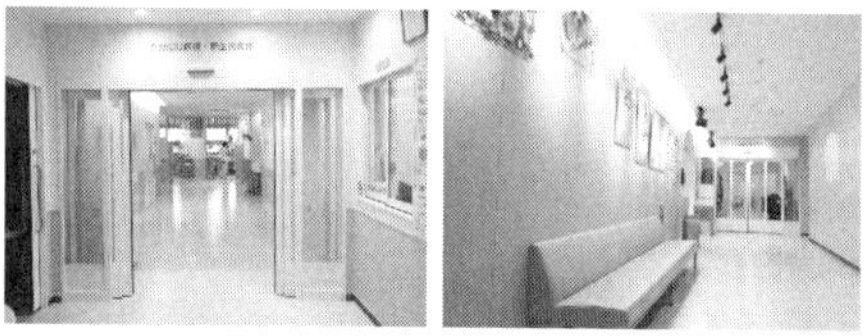

NICU病棟・新生児病棟の入り口

入り口前の壁には、NICU卒業生やご家族のみなさんが送ってくださったメッセージや、NICUアンバサダーによるファミリーフォトの写真などが飾られています。入り口を入ると、右側にNICU病棟、左側に新生児病棟があります。

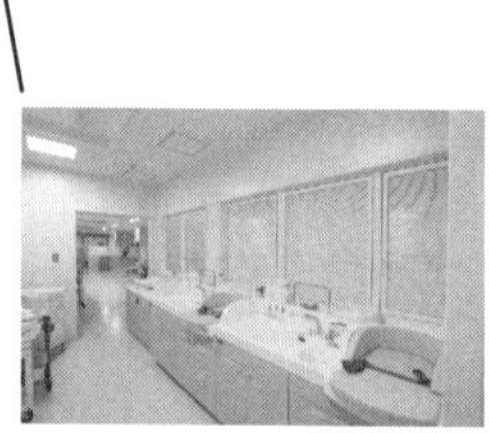

沐浴室

ゆっくりお風呂に入れてあげられるようになった、明るい沐浴室。

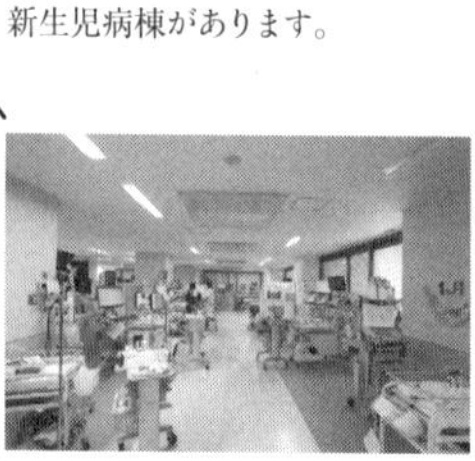

新生児病棟

入り口から左側にある、新生児病棟。赤ちゃんのまわりの電子機器が減り、ベッドの形もNICU病棟とは変わっています。

家族コーナー

入り口の前には、休憩などができる家族コーナーがあります。奥のプレイコーナーでは、面会や外来にいっしょに来たきょうだいが遊ぶことができます。

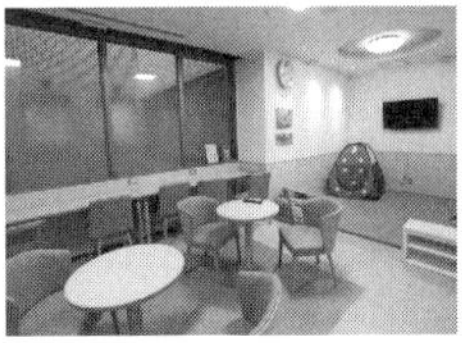

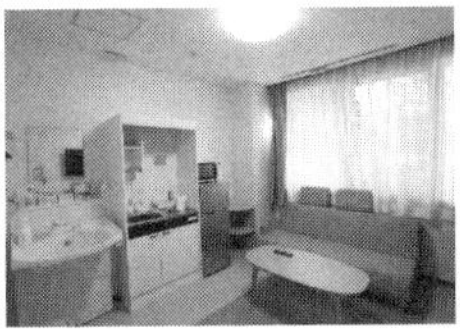

ファミリールーム

寄付によって2部屋に増設できた、家族だけで過ごせる部屋。シャワールームも完備しています。冷蔵庫や電子レンジ、ソファ、テレビなどの家具は、寄付で購入できました。

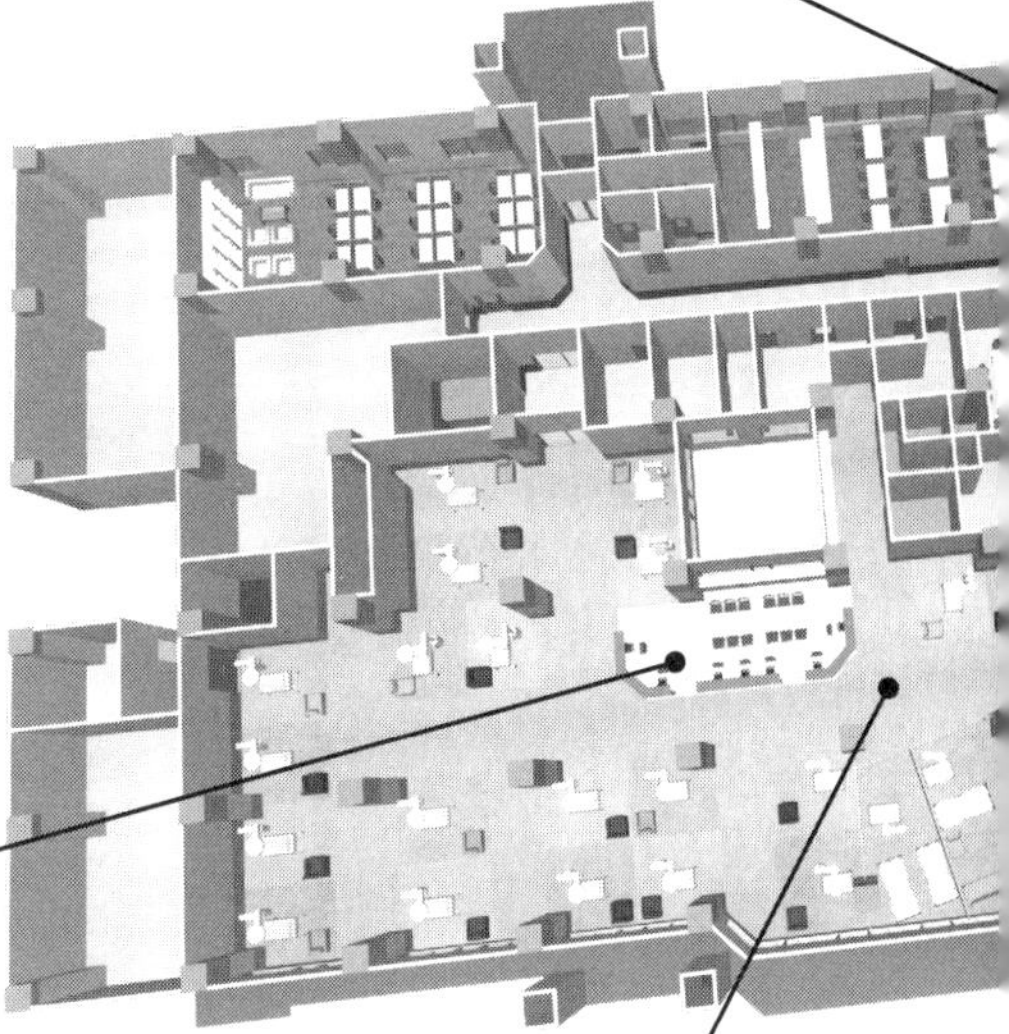

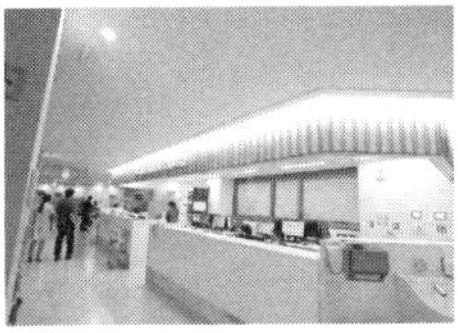

スタッフステーション

気軽に声をかけてもらえるよう、壁をなくしたオープンなスタッフステーション。

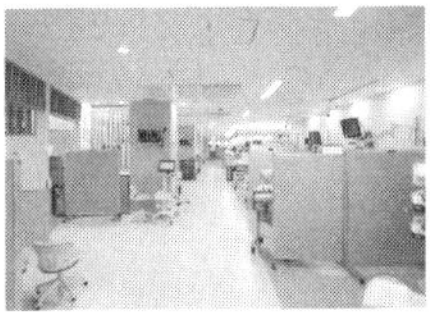

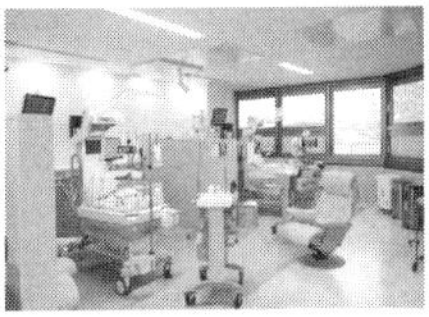

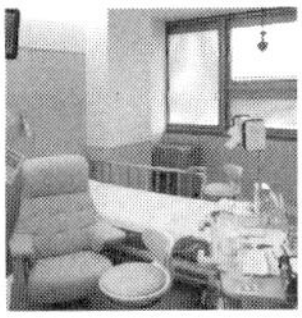

NICU病棟

NICUで過ごすご家族やスタッフが外の光を感じられるよう、窓が大きくなり開放的に。昼間は外の光がしっかり入り、夜間にケアを行うときは周囲に光が漏れにくいスポットライトを使用しています。また、ご家族が赤ちゃんといっしょに滞在できる「カルガモルーム」と呼ばれる個室が6部屋あり、ご家族がゆっくり座ることができる椅子や、横になって休めるベッドも置いてあります。

　資料提供：株式会社田中建築事務所、株式会社セントラルユニ

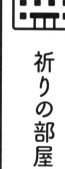

祈りの部屋

過ごした日々を振り返りながら

　ある日、午前中に行った命の授業から病院に戻ると、ＮＩＣＵを卒業して家に帰っていたお子さんが再入院して、天に還られたことを知りました。小児科病棟に行くと、お母さんに抱かれ、お父さんに見守られている女の子がいました。穏やかに眠っていて、今にも目を覚ましそうでした。

　その子を抱っこさせてもらい、穏やかな表情を見ていたら、胎児のときに重い病気があることを伝えた日のこと、無事に生まれたことをいっしょに喜んだ日のこと、ＮＩＣＵを卒業した日のこと、救急外来で入院するか自宅で過ごすかをいっしょに考えた日のことなど、ご家族と交わした言葉やさまざまな光景が次から次へと思い出されました。お母さんは、「最期は苦しまずに、眠るように動かなくなりました」と教えてくださいました。女の子の顔はきれいで、透きとおるようにまっ白く、ほほえんでいるかのようでした。

有終を讃え、ご家族とともにある部屋

小児科病棟の最上階の6階には「祈りの部屋」があります。病院のなかで、いちばん天に近いところに作られています。地上の時間を過ごし、天に還るお子さんたちと、こども医療センターでの最後の時間を過ごすための部屋です。

その日の夕方、祈りの部屋に母性病棟、NICU、救急外来、小児科外来、小児科病棟などの場所で、女の子とご家族を応援していたさまざまな職種のスタッフが、かわるがわる女の子に会いにきました。女の子が生まれる前、誕生後の入院中、NICU退院後、小児病棟の再入院まで1年以上にわたり、濃密な時間を

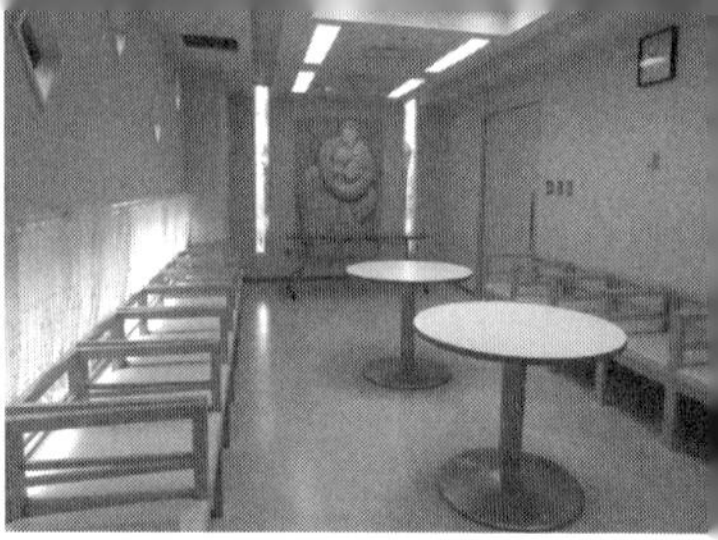

ご家族と最後の時間を過ごすための祈りの部屋。

過ごしていたご家族を、こども医療センターのたくさんの医療者が応援していたことをあらためて感じました。

みんなが涙を浮かべながらも女の子にやさしくほほえみ、「かわいいね」「大きくなったね」「お母さんやお父さんといっしょに、いろんなところに行けてよかったね」「笑っている顔だね」「よく頑張ったね」などと声をかけながら、それぞれに女の子の大好きだった〝縦抱き〟をしてあげていました。「有終を讃えたい」という気持ちにあふれた祈りの部屋の時間でした。

周産期センターから天に還った赤ちゃん

また別の日も、祈りの部屋で時間をともに過ごさせていただいたご家族がいました。前の週からおなかの中の赤ちゃんについて、さまざまなお話をしたご家族でした。母性病棟スタッフや産科医がお母さんに寄り添う姿を見て、おなかの中で亡くなったとしても、お母さんのおなかの中で確かに生きていた命があったことを讃えたいし、おなかの中の赤ちゃんとご家族が過ごした時間に心を寄せたいと思いました。

祈りの部屋の天井には窓があります。この窓から、子どもたちの魂は天に還っていくのかなと思うことがあります。天窓から降り注ぐ光に包まれた赤ちゃんは、穏やかで愛らしい表情でした。「天使のブティック」（※1）の服がすごく似合っていて、ご家族が喜んでいた姿を、天使のブティックの活動をしている先輩ご家族たちにも、いつか伝えたいと思いました。

懸命に生きて天に還ったお子さんへの思いを、大切に胸にとめる祈りの部屋の時間です。私たち医療者にとっても、大切な場所となっています。悲しみにあたたかみが帯びる日がくるまでは、いつでもこども医療センターを訪ねていただき、悲しみをわかち合いたいと思っています。

※1　天使のブティック　死産・流産・新生児死などで子どもを亡くされた経験のあるご家族が、小さなお子さんにもぴったりのかわいい服を着せてあげたいという思いから、1枚1枚手縫いして後輩ご家族に提供しているグループ。

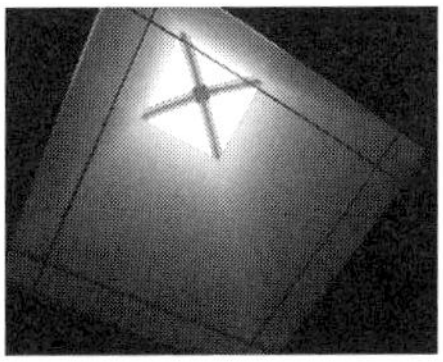

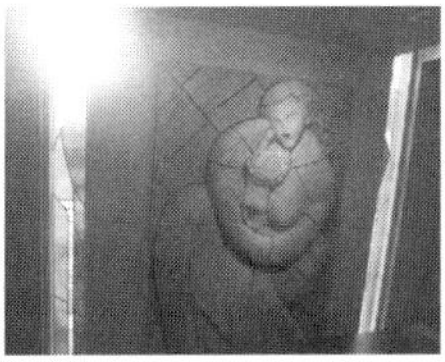

天気のいい日は、天窓やステンドグラスに光が差しこんできれいです。

こども医療センターならではの取り組みやイベント

年1回の合同慰霊式でご家族と心を支え合う

私たちが大切に感じている取り組みのひとつに合同慰霊式があります。年に1回、その1年間で亡くなられた患者さんたちのご遺族とこども医療センターの職員がともに、ご冥福をお祈りしています。ＮＩＣＵで亡くられたお子さん、ＮＩＣＵ卒業後も病いと向き合っていたお子さん、生まれつきの心臓病や小児がん、さまざまな難病などとともに懸命に生き、天に還った子どもたちの一生に、みんなで心寄せ合いたい1日です。20年間、ＮＩＣＵの集中治療やフォローアップ外来を担当してきて、お子さんと死別したご家族の悲しみを医療者が癒す〈グリー

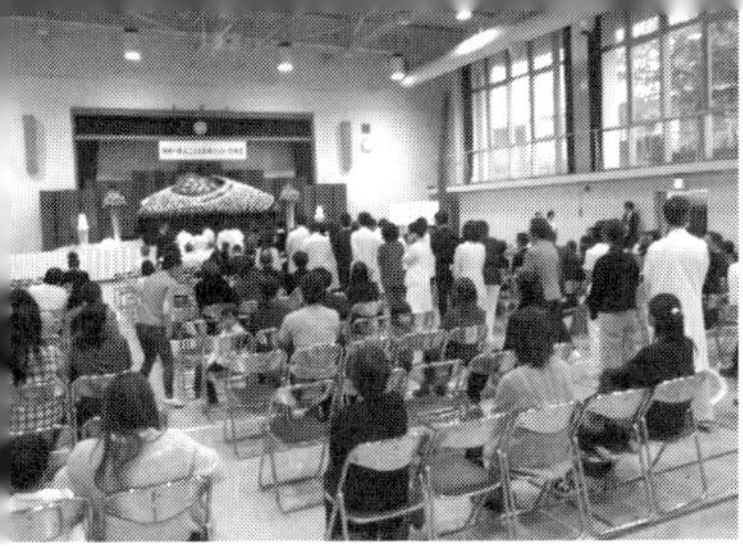

年に1回、天に還ったお子さんの冥福を祈る合同慰霊式。

フケア〉は、できない気がしています。

医療者がご家族の悲嘆を癒せるとは思わず、お子さんの頑張りやかわいらしさをいっしょに応援し、喜びや楽しみをご家族とシェア（共有）したい。そして、悲しみもわかち合うような〈グリーフシェア〉をめざしたいと思うようになりました。合同慰霊式は、毎年そういう想いで参加しています。

早産児の育児応援サイトの根底に流れる想い

こども医療センターでは、2018年10月に「神奈川こどもNICU 早産児の育児応援サイト（https://kcmc-nicu.net）」を開設しました。NICUについてや赤ちゃんの治療のこと、退院後の生活、大きくなってからのこと、先輩ご家族の声まで、小さく生まれたお子さんの育児を応援するための情報を提供しています。また、私たちはNICUとNICU卒業生のフォローアップ外来の連動をめざしています。

フォローアップ外来では、どのように育つか、未知数な部分があることも伝えつつ、先輩ご家族の診療経過から予想されることなどを情報提供しています。お子さんの節目節目の成長や発達をご家族といっしょに喜び、生じた課題にともに向き合っています。悩みや不安、喜びや希望をご家族とシェアしながら、NICU卒業生の成長を応援し続けたいです。

ブログなどで、NICU卒業生の成長した姿やともに生きるご家族の笑顔を伝えることは、NICUで今を生きるご家族やスタッフの希望にもなるのではないかと思っています。医療者の言葉では伝わらない、未来への道標《みちしるべ》になってくれたらと願い、ブログも続けています。

「家族ができること」「大きくなってからのこと」のアクセスが多い、神奈川こどもNICU 早産児の育児応援サイト。

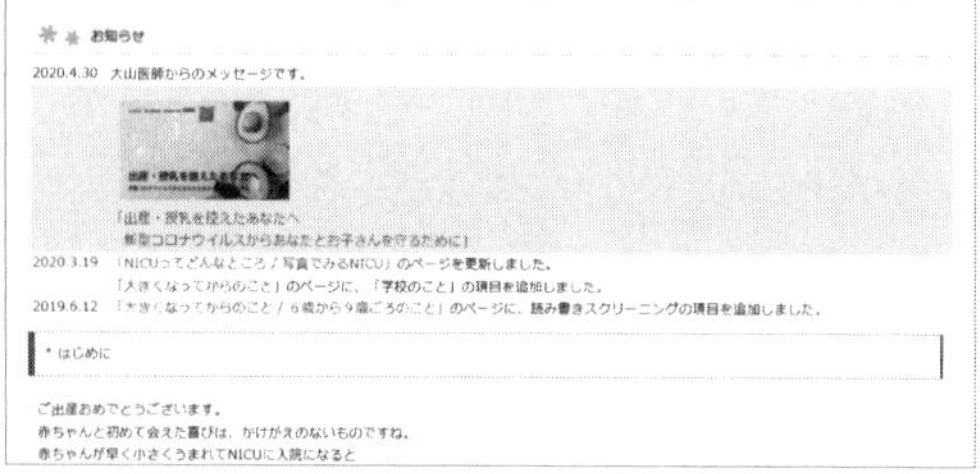
神奈川こどもNICU 早産児の育児応援サイト
リンク集へ
先輩たちの声や写真のページへ
トップページへ
お知らせ
2020.4.30 大山医師からのメッセージです。
2020.3.19 「NICUってどんなところ / 写真でみるNICU」のページを更新しました。
「大きくなってからのこと」のページに、「学校のこと」の項目を追加しました。
2019.6.12 「大きくなってからのこと / 6歳から9歳ごろのこと」のページに、読み書きスクリーニングの項目を追加しました。
* はじめに
ご出産おめでとうございます。
赤ちゃんと初めて会えた喜びは、かけがえのないものですね。
赤ちゃんが早く小さくうまれてNICUに入院になると

♡イベントへの想い

こども医療センターのNICUでは、四季折々にいろいろなイベントを行っています。NICUの建物はリニューアルしましたが、この建物をどう活用していくかが大切です。建てたからこそ、次に必要なことに気づけるようになりました。NICU退院後に家族としての生活が始まるのではなく、入院中から家族の生活を感じられるNICUをみんなで作っていきたいと思っています。それが、NICUで家族と離れて痛みやつらさ、寂しさもともなう治療を受けている赤ちゃんたちにとって、何よりの励ましになる気がしています。2020年1月に実現した餅つき大会は、まさにそうした想いを具現化するものでした。

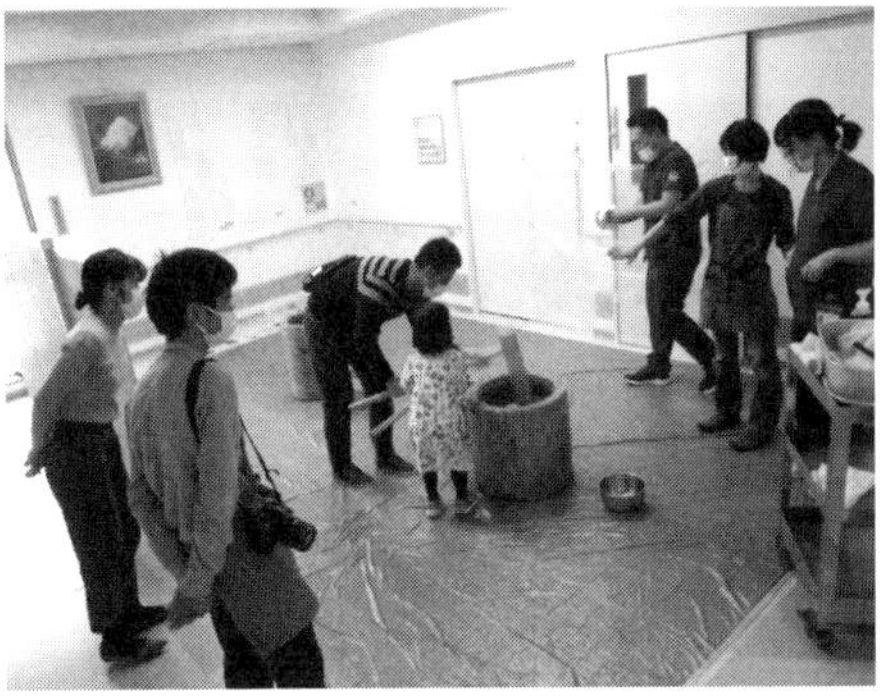

NICUスタッフとそのご家族も、ボランティアで参加してくれたNICU餅つき大会。

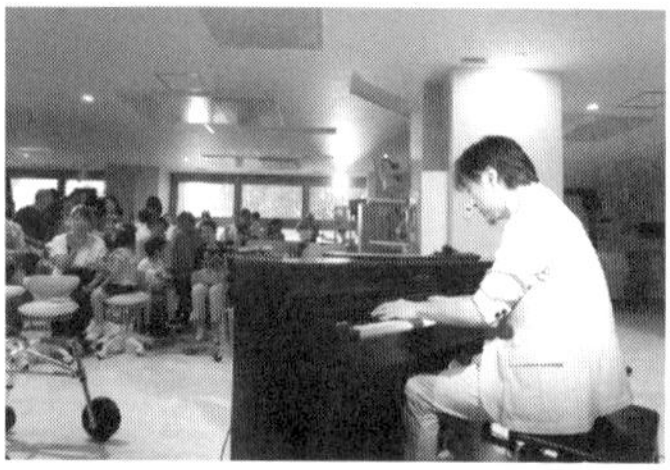

NICUや外来フロアで定期的にピアノコンサートをしてくださっている、レ・フレールの斎藤守也さん。

♡斎藤守也さんのピアノコンサート

恒例となったイベントのひとつに、NICUピアノコンサートがあります。人気ピアノデュオ「レ・フレール」の斎藤守也さんとは、息子さんがこども医療センターのNICU卒業生というご縁で知り合いました。毎年、NICUで初めてのクリスマスを過ごすご家族に、ピアノでクリスマスを届けてくれます。子どもたちは気持ちよさそうに聞いていて、お母さんやお父さんの表情の穏やかさからは、医療でもたらせない、心を支える音楽のチカラを感じます。2019年のクリスマスに、斎藤さんはNICUにまっ白な電子ピアノをプレゼントしてくれました。NICUの入り口に展示し、誕生会などにはスタッフが弾いています。Nピアノの文化をつくっていけたらと期待しています。

2019年、斎藤さんは夜になりつつある外来フロアでも、ク

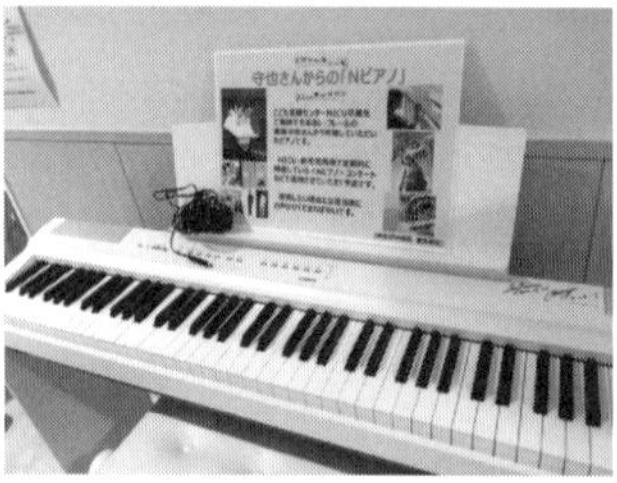

斎藤守也さんからプレゼントしていただいたサイン入りの「Nピアノ」。

リスマスコンサートを開催してくれました。斎藤さんが演奏するディズニーの曲を聞きながら、私はこの年にＮＩＣＵに入院していたお母さんが「ディズニーが大好き」で、いつか娘さんといっしょに行きたいと言っていた笑顔を思い出していました。赤ちゃんが生まれるのを応援していたこと、誕生をいっしょに喜んだ日、ＮＩＣＵの卒業を祝った日、天に還った日までのことがよみがえりました。斎藤さんが弾くディズニーの曲が、自分には鎮魂歌のように思えて、クリスマスがくるたびにこのご家族のことを思い出すだろうなと感動していました。

相川七瀬さんのクリスマスコンサート

２０１８年と２０１９年には、２年続けて相川七瀬さんがＮＩＣＵにクリスマスコンサートをプレゼントしてくれました。控えめな音量のピアノの演奏に合わせて、控えめ

NICUがやさしい歌声に包まれる、相川七瀬さんのクリスマスコンサート。

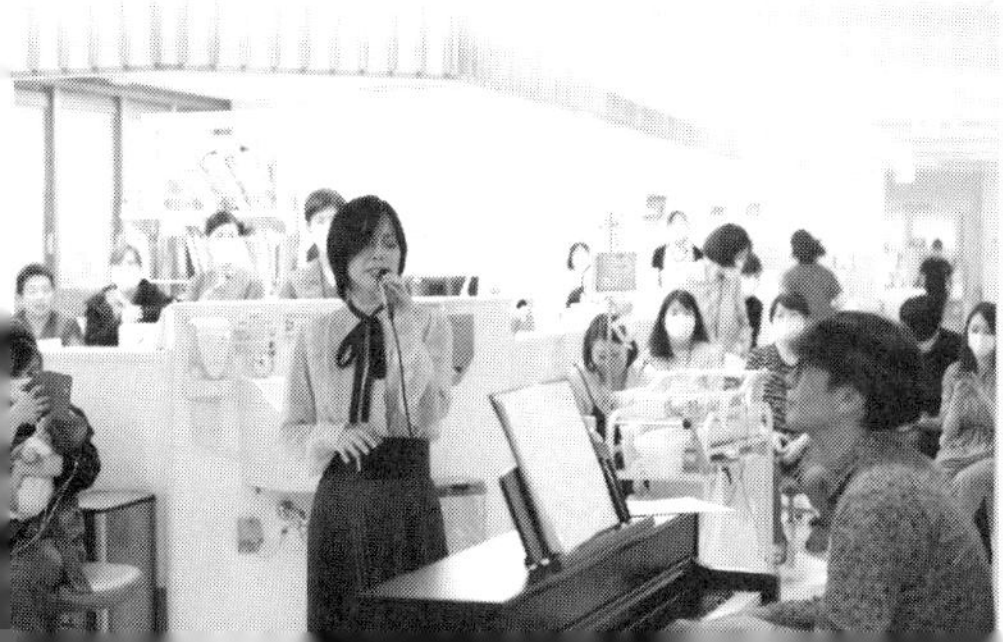

に歌う、相川さんのミニコンサート。ＮＩＣＵが相川さんのやわらかくも心に響く歌声に包まれた奇跡のような時間でした。

赤ちゃんたちは、相川さんのやさしい歌声に泣くことなく、心地よさそうに聞いていました。お母さん世代にとっては、憧れの歌姫だった相川さん。お子さんが生まれたからこそ、ＮＩＣＵにくることになったからこそ、聞ける喜びがあるように思えました。ＮＩＣＵで聞く『夢見る少女じゃいられない』は、お母さんたちにとって一生忘れることのない励ましになったことと思います。赤ちゃんたちの初めての親孝行のようで、ほめてあげたい気持ちになりました。相川さんだからこそできる応援に、感謝と感動でした。

心強いＮＩＣＵアンバサダーの存在

こども医療センターのＮＩＣＵには、ボランティアでイベント活動などをいっしょに考えてくれる「ＮＩＣＵアンバサダー」というグループがあります。ＮＩ

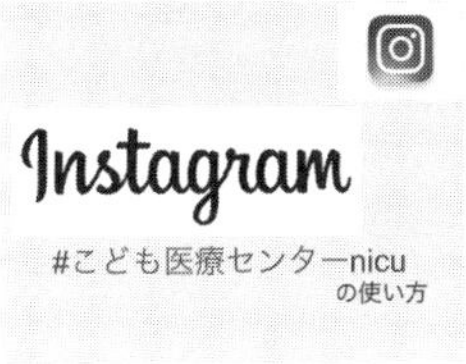
Instagram
#こども医療センターnicu
の使い方

NICUアンバサダーのリーダーの成川さんが開設してくれた、インスタグラムの「 #こども医療センターnicu」。現在、3000近い投稿が寄せられている。

CU卒業生のご家族や地元でNICUを応援したいと申し出てくださった人たちです。発足メンバーは、NICU卒業生のご家族である成川潤さんと谷山綾子さん、スクラップブッキング講師の富士村一代さん、写真撮影のボランティア活動を希望していたプロフォトグラファーの諏訪友理さんの4人です。

NICUアンバサダーのみなさんは、NICUを中心としたコミュニティを作り、NICUに愛着を持ってもらい、赤ちゃんやご家族を応援してくれる人をふやすことをめざしてくれています。リニューアルオープンのための寄付をいっしょに募ったり、インスタグラムに「#こども医療センターnicu」を作ったりもしてくれました。

リニューアルオープンする日に「新しいNICUでは、NICUに入院する赤ちゃんとご家族を、患者ご家族どうし、先輩ご家族、地元の人たちで応援し合う場所にしたい」と提言させてもらいました。その想いは、NICUアンバサダーさんたちから気づかせてもらったことだと感謝しています。

♡家族写真撮影イベント会「NICUファミリーフォト」

ご自身も低出生体重児を出産した谷山さんは、当時息子さんのために肌着を手作りしていました。その経験をもとに、自分と同じように低出生体重児を出産したご家族を支えたいという想いから、２０１６年に新生児小さめ肌着専門のオンラインショップ「Ｂａｂｙ Ｓｔｏｒｉａ（ベビーストリア）」を立ち上げ、企画・販売をしています。息子さんの誕生によって生まれた、Ｂａｂｙ Ｓｔｏｒｉａの肌着なんだと讃えたい気持ちです。一方、フォトグラファーの諏訪さんは、スタジオ撮影を10年経験後、２０１６年に独立し現在は関東エリアを中心に、依頼者の希望の場所に出張して撮影をする「Ｐｈｏｔｏ ｌｅｔｔｅｒ ｉｔｓｕｍｏ」を運営しています。また富士村さんは、写真を台紙に貼り、さまざまなモチーフやペーパーアイテムなどでかわいくデコレーションして仕上げる、スクラップブッキングの講

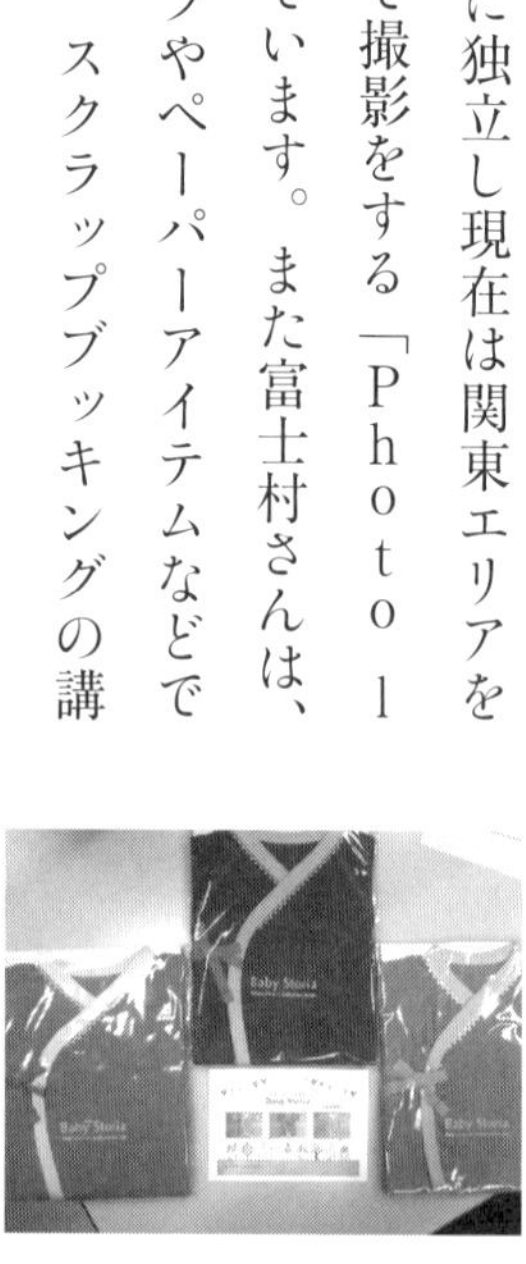

谷山さんが手がける、カラフルなカラーバリエーションが特徴のBaby Storiaの肌着。

撮影した写真をプリントアウトした後は、こんなにかわいくデコレーションしてもらえる。

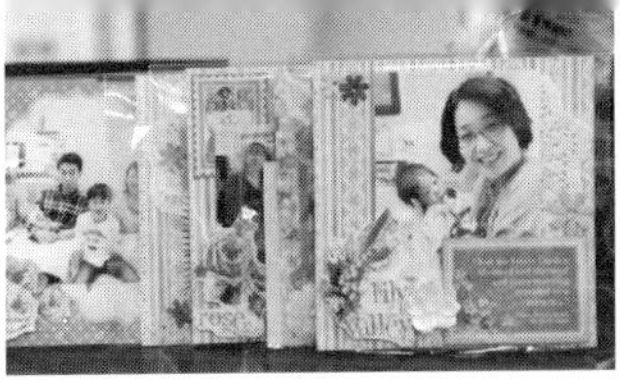

師をしています。ともに、月に一度ＮＩＣＵで家族写真を撮影するイベント「ＮＩＣＵファミリーフォト」を開催してくれています。ＮＩＣＵファミリーフォトは、希望するご家族のベッドサイドまで行って撮影し、それをプリントアウトして、季節感を感じられるような台紙に貼ってかわいくデコレーションし、その日のうちにプレゼントするというイベントです。

ＮＩＣＵファミリーフォトには、病院生活のなかで赤ちゃんの命に寄り添っているご家族の大切な瞬間を、プロフォトグラファーがすてきに残してくれます。きょうだい面会をしているＮＩＣＵで、先輩ご家族や町の人たちの応援があるからこそできるイベントです。そして、集中治療だけが自分たちの役目ではないと思ってくれるスタッフがいて、楽しみにしてくれるご家族がいるからこそ続いているイベントです。ＮＩＣＵファミリーフォトは、自分たちがめざしたいＮＩＣＵのビジョンを、みんなで共有するような機会だと感じています。

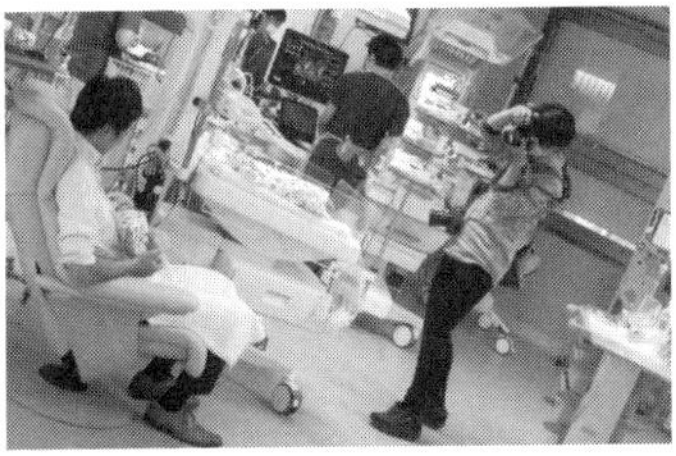

赤ちゃんだけでもご家族いっしょでもOK。ファミリーフォトの撮影風景。

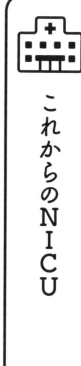

これからのＮＩＣＵ

救命医療を尽くせる日本は豊かな国!?

日本の新生児医療の救命率は、世界有数の高さだといわれています。韓国・台湾・中国などの新生児科医と連携していますが、私が「日本では、ＮＩＣＵ卒業後の病児保育などが不足している」と話したら、彼らは「日本人は、恵まれた医療環境であることに気づいていない。医療者も患者ご家族も、たりないことを見つけては嘆いている。完璧を求め続けるから、医療がどんどんよくなる気もする。でも、恵まれていることに気づけず、たりないことばかり探していたら、幸せを感じづらいかもしれない」と言われたことがあります。彼らからしたら、国民皆保険制度で医療費の患者負担を気にせず、高価な救命医療を尽くせる日本の医療体制は、うらやましく思えるのだと思います。

ＮＩＣＵ卒業後の子どもやご家族に心を寄せず、救命医療だけを尽くしても、救命できたからこそ直面する〈生きづらさ〉は増していくばかりかもしれないと思うようになりました。ＮＩＣＵで救命力の向上をめざすだけでなく、救われた命の先を支える医療・保育・教育・福祉との連動があってこそ、本当の意味で〈命は救える〉のかもしれないと思うのです。

NICUのフォローアップ外来の役目

１５００g未満で生まれる極低出生体重児の救命率は、95％を超えるようになりました。脳性麻痺などの身体障害も10％未満に減少しつつあります。一方で、

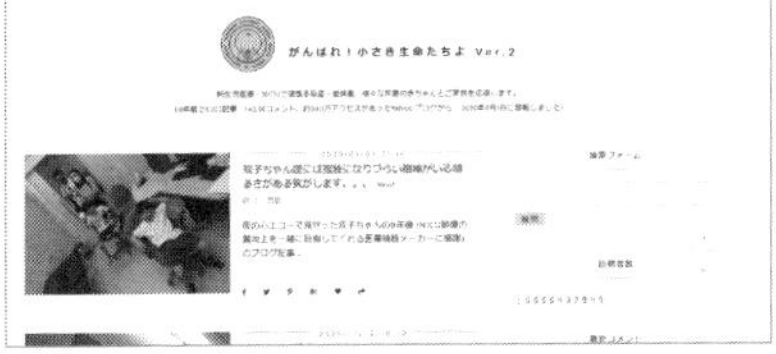

NICUで起きていることを、社会の多くの人に伝えていくことが大切だと思い、2010年から続けているブログ「がんばれ！ 小さき生命たちよ Ver.2」。

極低出生体重児の3人に1人は、「発達障害」があることが明らかになっています。

早産の可能性がある赤ちゃんは、命は助けられてもなかったことにはできません。ご家族には生まれる前から、長期的な発達への影響などもお伝えしています。NICUスタッフは、発達のマイナスになる合併症を少しでも防げるように頑張っていますが、発達への影響は医療だけでは減らせません。ご家族にはNICUでの声かけの多さは、将来の発達への促進作用があることもお伝えしています。

とはいえ、お子さんの発達の障害・遅滞に悩み、社会のなかで孤立感を抱いているご家族も少なからずいます。NICUのフォローアップ外来で、お子さんの発達の悩みなどをシェアして、〈生きづらさ〉が少なくなるように応援を続けたいと思っています。

♡養育レジリエンスの大切さ

近年、発達障害児に生じやすいとされる不安障害、躁うつ、うつ病、パーソナリティ障害や愛着障害といった二次障害を予防する要因として、国立精神・神経医療研究センターの提唱した「養育レジリエンス」が注目されています。①お子さんの特性を理解し、②肯定的・前向きに育児し、③社会的支援の理解と活用ができる、という育児3要素からなる養育レジリエンスが高いご家族では、発達障害から生じる二次障害は起きづらいといわれています。

「養育レジリエンス」は、〈養育困難に直面したご家族の対応力〉だと思いますが、発達障害や発達遅滞の可能性があるＮＩＣＵ卒業生の発達支援にも、大切な考え方のように思います。ご家族がお子さんの「特性」や「困ったときの対応」を理解し、できないことよりできることに気づいて喜び、苦手なことや課題は地域の支援者の力を借りて応援してあげることで、子たちの可能性をより引き出せるかもしれません。

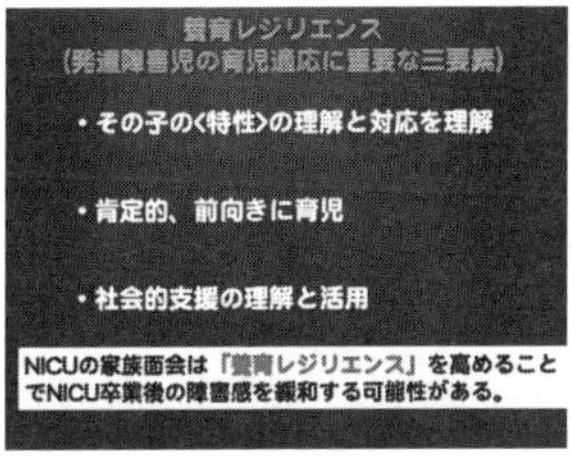
養育レジリエンス
(発達障害児の育児適応に重要な三要素)
・その子の〈特性〉の理解と対応を理解
・肯定的、前向きに育児
・社会的支援の理解と活用
NICUの家族面会は「養育レジリエンス」を高めることでNICU卒業後の障害感を緩和する可能性がある。

養育レジリエンスを高めあえるようなNICUをめざしたい。

また、私たちはこの5年間、神奈川県、横浜市、国から研究費などをいただき、病院間連携や医療・保健・福祉・教育連携などに活用できる、

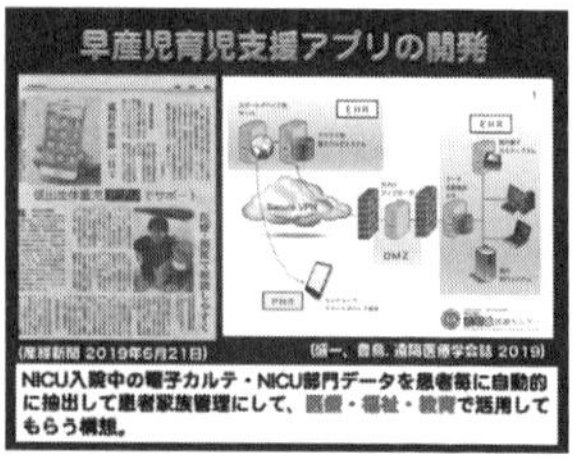

開発中の低体重児の診療経過を記録する「NICU 電子育児応援ナビゲーションシステム」。医療、福祉、教育など、さまざまな支援者との情報共有をめざしている。

ホームページとＮＩＣＵ電子退院手帳（ＮＩＣＵ育児応援アプリ）を合わせた、「ＮＩＣＵ電子育児応援ナビゲーションシステム」の開発に取り組んでいます。ＮＩＣＵ育児応援アプリは、スマートフォンに出生時からの体重や身長、成長や発達を記録できます。それを病院とご家族でシェアし、これから出会う支援者などに、お子さんの状況を説明するときに活用してもらうことをめざしています。転居などで地域が変わっても、こうしたデータを医療機関や行政に提示できれば役立つことがあると思います。

これまでさまざまな学校で命の授業を行ってきたのは、生徒さんたちだけでなく、先生方との出会いや交流が、教育と小児医療の協働のきっかけのひとつになればと思ったからでした。気管切開や胃ろうなどの医療的ケアとともに生きるお子さんたちへの支援や、注意欠陥多動症候群（ＡＤＨＤ）や学習障害（ＬＤ）、読字書字障害（ディスレクシア）などの発達障害児への支援を、開発中のアプリを通じて小児医療と学校の相互理解や協働のツールにしていけたらと願っています。

♡救命の先にある「希望」とは

医療者が治療がうまくいった場合だけを「希望」と考えている限り、障害とともに生きるお子さんとご家族に適切な支援は届けられないように思います。新生児医療に関するブログを10年間続けてきて、同業の方々からご意見をいただくことがありました。「NICUに入院中のご家族の笑顔や明るいイメージは、世間に誤解を生むのではないか」「障害とともに生きている子どもたちやご家族の写真、長期的な発達データなどの暗い話は、希望を奪うのではないか」という「明るすぎる」「暗すぎる」という、真逆のご意見でした。私は、周産期医療に「光と影」「希望と絶望」があるかのようなご意見に違和感を感じていました。

医療者の視点で「障害なき救命」の増加を強調しすぎることは、「障害」をタブー視している気さえします。NICU卒業生のフォローアップ外来を担当してきて、私は周産期医療に「光と影」などないかもしれないと、出会った子どもやご家族に気づかされました。どんな困難な状況でも、人は〈希望〉を見つけられ、奇跡に気づけると思うのです。どんな疾患、どんな経過であっても、お子さんの誕生をご家族と喜びながら、それぞれの〝喜び〟や〝希望〟を、ご家族に見つけてもらえるNICU医療をめざせたらと思っています。

長年NICUで働いていても、当然ですが子どもたちの死に慣れることなどありません。今でも子どもたちの死に直面すると、胸に悲しみが積み重なっていきます。NICUで働き続けるには、体力の限界だけでなく、心にも寿命がある気がしています。積み重なった悲しみがあふれてしまう日がきたら、働けなくなる日がくるかもしれないと思うことがあります。ただ、医療者以上に、お子さんを亡くされたご家族は深く大きな悲しみを背負います。お子さんの死によって、悲しみの日々が続くご家族もいれば、喪失感に耐えきれずに離れ離れになっていくご家族もいます。天に還ったお子さんたちは、残されたご家族に悲しみ続けてほしくないだろうし、離れ離れにもなってほしくないのではないかと思っています。

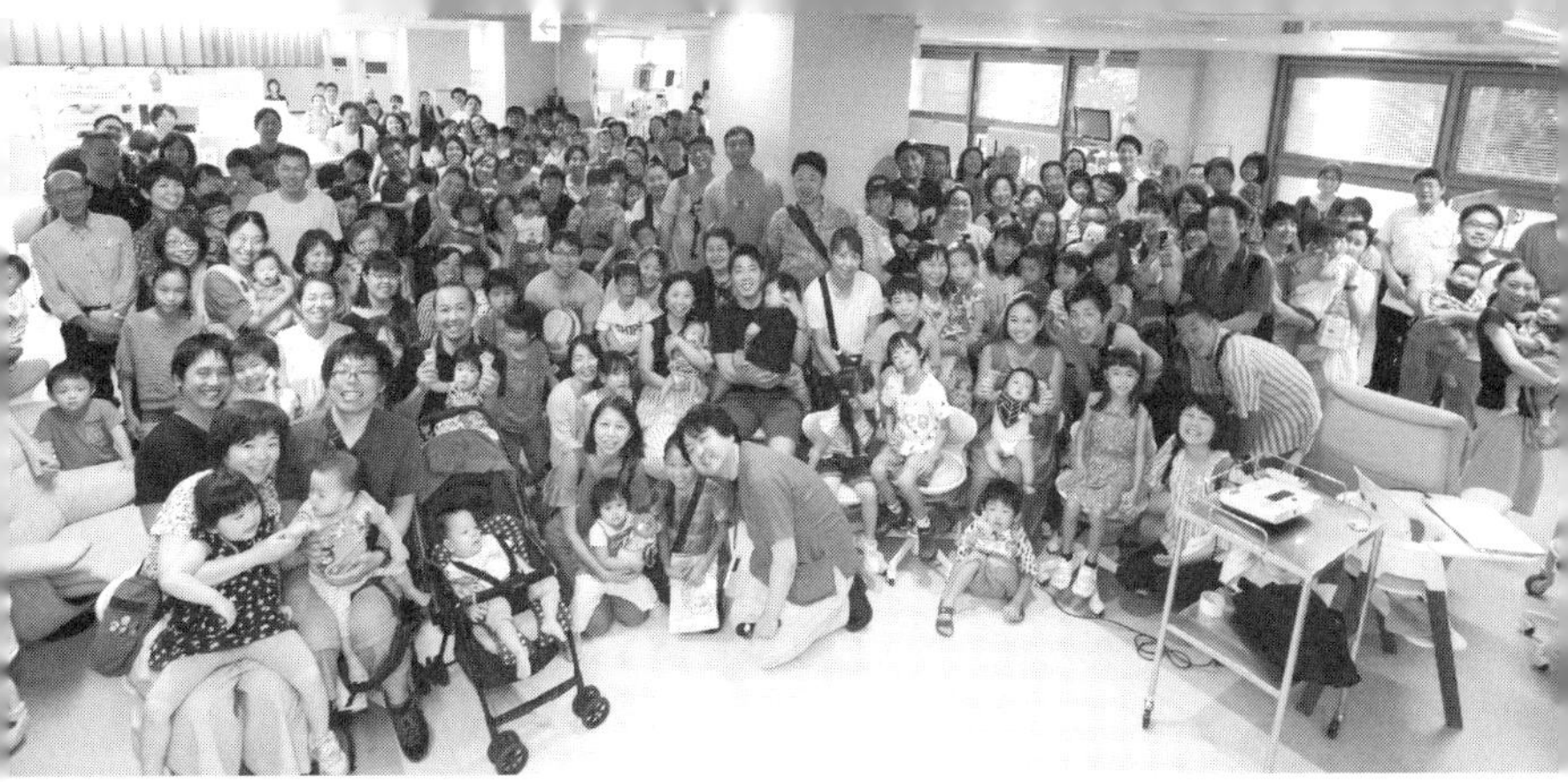

「NICU寄付への感謝の会」の集合写真。NICUリニューアルオープンに向けてご寄付くださった177名のお子さんやご家族たちと。

ご家族の悲しみは一生消えることはありませんが、天に還ったお子さんたちが、ご家族に人生の意味や喜びを気づかせてくれたり、ご家族の生きる〈希望〉として「生き続けている」こともあります。「後遺症なく救命されたお子さん」だけでなく、「障害とともに生きるお子さん」や「亡くなられたお子さん」も、ご家族に〈喜び〉や〈希望〉を届けています。

早産や病気があろうとなかろうと、「生まれてきてよかった」「命を救ってもらってよかった」と、いつかお子さん自身に思ってもらいたい。そのために、NICUとご縁のあったご家族、NICUの先を応援してくれる多くの人たちと、よりよい未来を探していけたらと願っています。

NICUを応援している人たちからのMessage ④

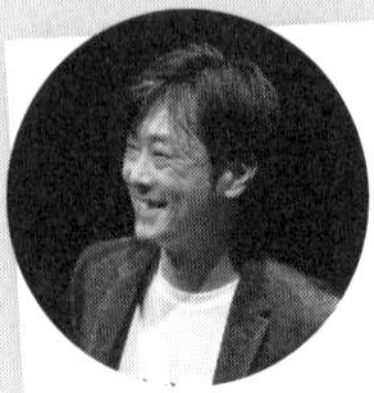

レ・フレール
斎藤守也さん

ピアニストとして NICUに音楽を届けたい

「NICU でのコンサートは世界初 !?」、そんな豊島先生の言葉を覚えています。僕は息子の NICU の入院がきっかけで、病院で頑張る子どもや親御さんたち、日夜尽力してくださるスタッフの方々など、知らなかった世界に直面しました。ピアニストとして何かできないか？と考えて始めたのが NICU コンサートです。音楽にバリアはありません。NICU で季節を感じくつろぐ。そんな時間を、今後も音楽を通じてお届けできればと思っています。

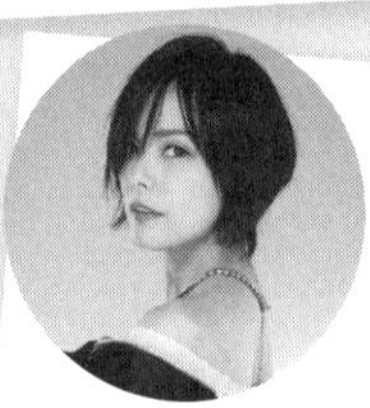

歌手
相川七瀬さん

赤ちゃんとご家族の初めての クリスマスに歌を届け続けたい

ほかの病院ではありますが、娘が NICU にお世話になりました。NICU で働くすべての方に、感謝の気持ちを忘れることはありません。豊島先生に出会い、「NICU でコンサートをしていただけませんか？」と言われたときは、とても驚きました。「赤ちゃんとご家族の初めてのクリスマスに、少しでもクリスマスらしくしてあげたい」という豊島先生の気持ちに心から感動しました。赤ちゃんにとって初めてのクリスマス、初めての歌を届けさせてもらっている私は、逆に赤ちゃんたちからたくさんのパワーをもらいます。これからもずっと応援しています。

おわりに

２０１９年9月、「家族全体を救い、支えるＮＩＣＵ」をコンセプトに、新しいＮＩＣＵがリニューアルオープンしました。新しいＮＩＣＵで、みんなで頑張り始めていた矢先に、新型コロナウイルスの感染が拡大し始めました。

私たちのＮＩＣＵでは、父母の24時間面会や祖父母面会を大幅に制限し、きょうだい面会は禁止となり、10年以上前の面会状況に戻りました。ジレンマを感じていますが、ご家族は面会できる貴重な時間を大切に過ごされています。

私たちはいつも「緊急事態」の赤ちゃんとご家族に対応しています。ＮＩＣＵには免疫機能の弱い赤ちゃんたちが入院しているので、感染症は命にかかわります。そのため、私たちがしてきた感染予防対策は、いつもと何も変わりません。

いつもと違ったのは、緊急事態宣言のころに病院外でマスクや手指消毒液などの需要が高まり、ＮＩＣＵの物資不足が懸念されたことでした。

私はＮＩＣＵや新生児病棟で働く１２０名を超えるスタッフや、45人の赤ちゃんとそのご家族を、クラスター（感染者集団）にはしたくありませんでした。ＮＩＣＵにいる赤ちゃんのご家族は、赤ちゃんの早産や病気の不安に加えて、新型コロナウイルス感染が加わり二重の不安と向き合いながら日々頑張っています。私はいっしょに働く仲間に「誰もが新型コロナウイルス感染症を発症するかもしれない今、まわりにうつさないためにも、寄付でいただいたマスクや手指消毒液に感謝しながら、いつもどおりに使わせてもらいましょう」と伝えました。それが、重症な赤ちゃんたちの命を変わらずに救うことにつながると信じています。

新型コロナウイルスの感染拡大は心配ですが、先のことばかり心配して、今を大切にできないのは悲しいことです。コロナ禍でも、ＮＩＣＵで今を大切に生きている人たちと過ごしていると、なおさらそう感じます。子どもたちに〈生きている今を大切にしてね〉と伝えたかったのが、命の授業だったのかもしれません。

今後、これまでのような命の授業は、残念ですができないかもしれません。オンライン授業という方法もあるのかもしれませんが、同じ空間にいてこそ伝え合える想いがあると思っています。でも、過去には戻れないですし、未来は今を大切にするなかに生まれてきます。だからこそ、自分ができることをしたいと思い、この本を執筆していました。命の授業をコーディネートしてくださった菊地真実さん、ＮＩＣＵと学校の架け橋になってくださったＮＩＣＵ卒業生のご家族、この本の執筆をサポートしてくださった編集者の菊地香織さん、大岳美帆さんなどがいたからこそ、続いていたＮＩＣＵの命の授業であり、それをまとめたこの本です。多くの方にお読みいただき、妊娠・出産を支える産科医療、ＮＩＣＵで頑張っている過去・現在の子どもたち、ご家族、医療スタッフの願いに心を寄せていただけたらうれしいです。

新生児科医　豊島勝昭

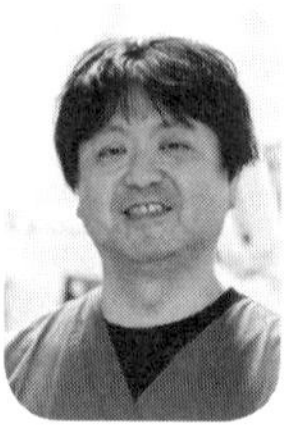

著者

豊島勝昭（神奈川県立こども医療センター新生児科医）

新潟大学医学部卒業 。神奈川県立こども医療センター周産期医療センター長（新生児科部長）、臨床研究所副所長。1994年より神奈川県立こども医療センターで小児科・新生児科の研修。1998年、東京女子医科大学で小児循環器学の研修と研究。2000年から神奈川県立こども医療センター新生児科に勤務し、24時間365日体制のNICU（新生児集中治療室）でスタッフとともに、新生児の救命救急医療に取り組む。元プロ野球選手の村田修一さんとNICUサポートプロジェクトを発足し、社会に新生児医療の現状を伝える活動を続けている。2008年から神奈川県内の小中高校を中心に、80回以上の「NICU命の授業」を行う。「神奈川県いのちの授業大賞」の第1回（2013年）と第2回（2014年）で優秀賞、審査員特別賞を受賞。2015年、2017年に放送された周産期医療を題材とした、ドラマ『コウノドリ』では医療監修を担当した。

【ブログ】　がんばれ！小さき生命たちよ Ver.2
https://nicu25.blog.fc2.com

【X】　NICUサポートプロジェクト（豊島 勝昭）：@nicu_fight_25

NICU命の授業
～小さな命を見守る最前線の現場から～

2020年 9 月16日　初版第1刷発行
2024年 2 月13日　初版第4刷発行

著　者　豊島勝昭
発行人　小山朝史
発行所　株式会社赤ちゃんとママ社
〒160-0003
東京都新宿区四谷本塩町14-1　第2田中ビル2階
電話　03-5367-6592（販売）　03-5367-6595（編集）
http://www.akamama.co.jp
振　替　00160-8-43882
印刷・製本　シナノ書籍印刷株式会社

デザイン…門松清香
取材・文…大岳美帆
撮影…諏訪友理（Photo letter itsumo）
写真・資料提供…豊島勝昭
校正…株式会社東京出版サービスセンター
編集…菊地香織

ISBN 978-4-87014-150-6